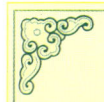

国医绝学百日通

黄帝内经养生精华35招

李玉波　翟志光　袁香桃◎主编

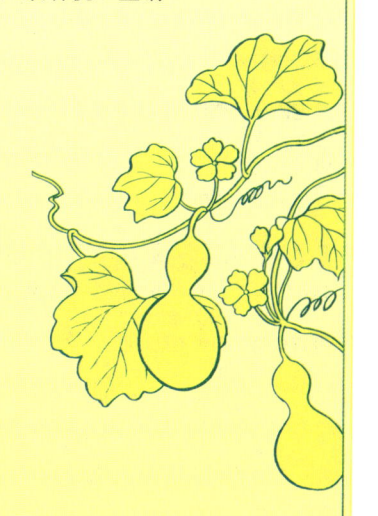

中国科学技术出版社

·北京·

图书在版编目（CIP）数据

黄帝内经养生精华35招 / 李玉波, 翟志光, 袁香桃主编. —— 北京：中国科学技术出版社, 2025.2

（国医绝学百日通）

ISBN 978-7-5236-0766-4

Ⅰ.①黄… Ⅱ.①李… ②翟… ③袁… Ⅲ.①《内经》-养生（中医）Ⅳ.①R221

中国国家版本馆CIP数据核字（2024）第098645号

策划编辑	符晓静　李洁　卢紫晔
责任编辑	曹小雅　王晓平
封面设计	博悦文化
正文设计	博悦文化
责任校对	焦　宁
责任印制	李晓霖

出　　版	中国科学技术出版社
发　　行	中国科学技术出版社有限公司
地　　址	北京市海淀区中关村南大街 16 号
邮　　编	100081
发行电话	010-62173865
传　　真	010-62173081
网　　址	http://www.cspbooks.com.cn

开　　本	787毫米×1092毫米　1/32
字　　数	4100千字
印　　张	123
版　　次	2025 年 2 月第 1 版
印　　次	2025 年 2 月第 1 次印刷
印　　刷	小森印刷（天津）有限公司
书　　号	ISBN 978-7-5236-0766-4 / R・3282
定　　价	615.00元（全41册）

（凡购买本社图书，如有缺页、倒页、脱页者，本社销售中心负责调换）

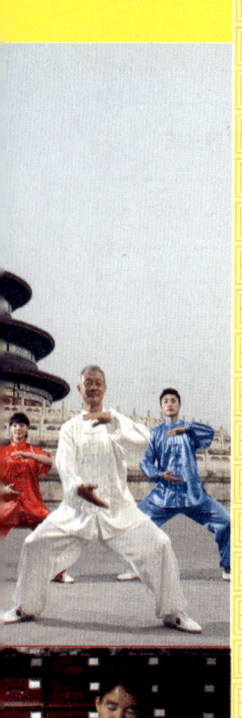

【目录】

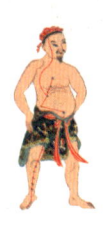

黄帝内经提倡"治未病"的养生观 ……………… 1
治未病的原则 ……………………………………… 1
治未病须及早抓起 ………………………………… 2
"和"是治未病的基础 …………………………… 3

阴阳协调是黄帝内经独有的基础养生观 ……… 4
人体阴阳的划分 …………………………………… 4
阴阳调和是养生的关键 …………………………… 4

补精、养气、守神 …………………………………… 5
补精、养气、守神的重要性 ……………………… 5
补精、养气、守神的实施原则 …………………… 5

顺应自然，天人相应 ……………………………… 6
顺应自然，天人相应的重要性 …………………… 6
自然现象决定人体的健康状况 …………………… 7

遵循生长壮老已的生命规律养生法 …………… 8
影响生命规律的主要因素 ………………………… 8
生命规律的决定因素 ……………………………… 9

掌握中医诊病常用的望、闻、问、切 ………… 10
望诊——开启身体内情的密码 …………………… 10
闻诊——不可忽视的诊疗方法 …………………… 10
问诊——打开人体的金钥匙 ……………………… 11
切脉——诊查疾病的重要手段 …………………… 11

黄帝内经总结的经络养生精华 ………………… 12
经络——身体健康的晴雨表 ……………………… 12
经络——我们随身携带的医师 …………………… 12
络脉——人体的各级医护人员 …………………… 13

奇经八脉——各司其职的科室主任 13
任、督二脉和十二经脉——各科室主任和主治医师 14
十二皮部和经筋——人体中的接诊医师 15

学习中医常用的养生四宝——针灸、按摩、拔罐、刮痧 16
针灸——养生祛病作用强 16
按摩——中国最古老的养生祛病手法 16
拔罐——简单好用的养生祛病方法 19
刮痧——最直观有效的养生祛病方法 19

黄帝内经提倡的春季养生法 20
立春时节养生法 20
雨水时节养生法 21
惊蛰时节养生法 22
春分时节养生法 22
清明时节养生法 23
谷雨时节养生法 23

黄帝内经提倡的夏季养生法 24
立夏时节养生法 24
小满时节养生法 25
芒种时节养生法 25
夏至时节养生法 26
小暑时节养生法 26
大暑时节养生法 27

黄帝内经提倡的秋季养生法 28
立秋时节养生法 28
处暑时节养生法 29
白露时节养生法 29
秋分时节养生法 30
寒露时节养生法 30
霜降时节养生法 31

黄帝内经提倡的冬季养生法 32
立冬时节养生法 32
小雪时节养生法 33
大雪时节养生法 33
冬至时节养生法 34
小寒时节养生法 34
大寒时节养生法 35

因气血盛衰而主导的十二时辰养生法 36
子时需要好睡眠 37
丑时需要静卧养肝血 37
寅时需要深睡养肺 37
卯时需排便 38
辰时需要吃早餐调理胃经气血 38
巳时要注意养脾 39
午时需要养心 39
未时促进消化，按摩颈背 39
申时要多喝水多按摩 40

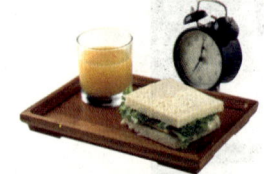

- 酉时需要补肾 ... 40
- 戌时要调养心包经 ... 41
- 亥时需要防病、休息 ... 41

养生先要养性情 ... 42
- 性情与五脏、疾病密切相关 ... 42
- 性情养生法 ... 42

养生还要养睡眠 ... 44
- 睡眠对人的重要性 ... 44
- 睡眠养生的要点 ... 44

养生随时养居处 ... 46
- 居处养生与健康息息相关 ... 46
- 居室养生的要点 ... 46

养生更要养房事 ... 48
- 了解房事中的七损与八益 ... 48
- 了解房事禁忌 ... 49
- 控制房事频率 ... 49

养生需重视劳逸结合 ... 50
- 劳逸结合养生法的原则 ... 50
- 缓解疲劳健身法 ... 51

黄帝内经中的养心精华 ... 52
- 经络养心法 ... 52
- 养心生活术 ... 53

黄帝内经中的养肺精华 ... 54
- 经络养肺法 ... 54
- 养肺生活术 ... 55

黄帝内经中的养肝精华 ... 56
- 经络养肝法 ... 56
- 养肝生活术 ... 57

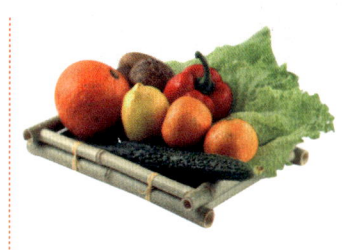

黄帝内经中的养脾精华 ... 58
- 经络养脾法 ... 58
- 养脾生活术 ... 59

黄帝内经中的养肾精华 ... 60
- 经络养肾法 ... 60
- 养肾生活术 ... 61

胆为中正之官 ... 62
- 经络养胆法 ... 62
- 养胆生活术 ... 63

胃为仓廪之官 ... 64
- 经络养胃法 ... 64
- 养胃生活术 ... 65

小肠为受盛之官 ... 66
- 经络养小肠法 ... 66
- 养小肠生活术 ... 67

大肠为传道之官 ... 68
- 经络养大肠法 ... 68
- 养大肠生活术 ... 69

三焦为决渎之官 ... 70
- 经络养三焦法 ... 70
- 养三焦生活术 ... 71

膀胱为州都之官 72
经络养膀胱法 72
养膀胱生活术 73
饮食养生先要了解食物的五味四性 74
食物的五味 74
食物四气划分 75
饮食有节，定时定量 77
《黄帝内经》中的饮食有节 77
现代的饮食原则 77
老年人的饮食养生要点 78
中年人的饮食养生要点 78
根据年龄段规划饮食养生要点 78
青少年的饮食养生要点 79
婴幼儿的饮食养生要点 79
五味调和、食物多样化为饮食养生的原则 80
饮食养生要五味调和 80

饮食养生不能偏食 81
最人性化的体质养生法 82
阴虚体质养生法 83
阳虚体质养生法 83
气虚体质养生法 83
血虚体质养生法 84
阳盛体质养生法 84
痰湿体质养生法 84
血瘀体质养生法 85
过敏体质养生法 85
黄帝内经中随时可做的养生小动作 ... 86
流传至今的养生小动作 86
强化脊柱小动作 88
缓解便秘小动作 90

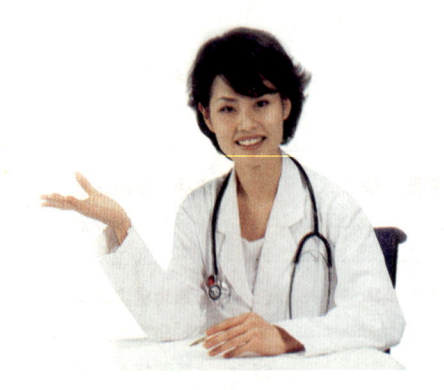

黄帝内经提倡"治未病"的养生观

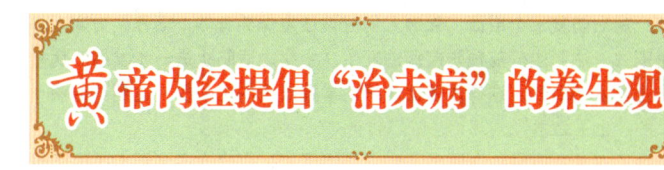

内经原文

是故圣人不治已病,治未病,不治已乱,治未乱,此之谓也。夫病已成而后药之,乱已成而后治之,譬犹渴而穿井,斗而铸锥,不亦晚乎?

——《黄帝内经·素问·四气调神大论》

治未病的原则

"不治已病治未病"是早在《黄帝内经》中就提出来的防病养生谋略,是至今为止我国医卫界所倡导以"预防为主"的战略的最早思想。"治未病"这样一种医学思想,在经历了时代的发展和完善后,现已成为中医理论体系中不可或缺的组成部分。如今,"治未病"这一理念已成为中国传统健康文化的核心理念之一,其倡导的珍惜生命、注重养生、防患于未然的理念,已越来越为人们所接受。"治未病"涵盖未病先防、既病

治未病

- **预防生病**
  - 脏腑、经络养生
  - 时辰、节气养生
  - 中药、饮食养生
  - 起居、房事养生
  - 情志、体质养生

  → 注重饮食、因时养生、常敲经脉、五禽戏、气功、太极拳、八段锦、易筋经等

- **既病防变**
  - 中医药可有效阻止或减缓疾病向不良方面转化

  → 可应用于咳喘、慢性病毒性肝炎、慢性胃炎、胆石症、高血压、脑血管疾病、癌症等多种急、慢性病种

防变、病后防复三个层面，强调人们应该注重保养身体，培养、提高人体的免疫力，达到生病前预防疾病的发生、生病之后防止进一步发展、病愈后防止复发的目的。这样才能比较好地掌握疾病的主动权，达到"治病十全"的"上工之术"。

除了《黄帝内经》中提出了治未病的理念，古代许多名医也提出了相同主张。有这样一则故事：

扁鹊去觐见蔡桓公，行礼完毕扁鹊说蔡桓公的皮肤纹理间有一些小问题。桓侯听了很不高兴。过了十天，扁鹊又进见，他对桓侯说他的病已到了肌肉和肌肤之间，要及时进行治疗。桓侯还是没把他的话放在心上。后来扁鹊再次进见，他对桓侯说病已到了肠胃。桓侯还是不理睬。后来当扁鹊见到桓侯的时候，转身就跑。桓侯特意派人去问他原因，扁鹊说："皮肤纹理间的病，用热水焐，可以治好；肌肉和肌肤之间的病，可以用针石治好；肠胃的病，可以用火剂汤治好；骨髓里的病，那是司命神的事情了，大夫是没有办法的。"后来桓侯身体开始发病，没多久就死了。千万不要等到疾病发生病变再求医治疗，否则即便是很小的问题，也可能会对人体健康造成重大伤害。

治未病须及早抓起

"治未病"还含有养生应从儿时抓起这层意思。例如对于一个有家族遗传性高血压或冠心病的人来说，如果从小就注意饮食调摄，不食肥肉，

国医小课堂

神奇的中医

晋代皇甫谧的《甲乙经》序里记载了医圣张仲景的一个案例：当年张仲景为侍中大夫王仲宣诊病。诊后即言："君有疾，不治四十将落眉，后半年当死。"当年的王仲宣二十来岁就做了侍中大夫，年轻气盛，所以根本没把张仲景的话放在心上，张仲景给他开的五石散也没有服用。过了十多年，到了王仲宣四十岁的时候果真双眉脱落，这个时候王仲宣才知道害怕，却悔之晚矣，半年之后便一命呜呼了。

吃低盐少糖等食物，年老后冠心病的发病率自然会减少。否则，到了老年，血管已经硬化，再去控制饮食，往往收效甚微。

"和"是治未病的基础

"和"其意为中正平和，无过无不及。这个"和"字有多个层面含意。饮食方面要"和"。同理，自然界的气候、人身的情志，也都应保持适中，也要"和"。这是要求我们应该知道在一天当中十二个时辰或者二十四小时，或一个月当中，随着月亮的阴晴圆缺，我们应该怎么养生防病。还有一年当中随着春夏秋冬季节的变化我们应该怎么养生防病。除了时间，还需要注意空间。选择什么样的位置，在什么样的场合之下，选择什么方位，怎么布局等。这些兼调身心和形神，使人适应社会环境，与他人和谐共处的情志和体质养生对人的健康都是很重要的，这也是治未病思想的体现。

《黄帝内经》认为，"和"是正常生命活动与健康无病的良好状态。这种"和"的状态若被破坏，疾病就会随之而来，也就是说，疾病的发生是失和所致。那么，扭转这种失和的状态，使人体恢复到气血阴阳调和并与环境和谐的健康状态，就是防疾治病的关键，如下图。

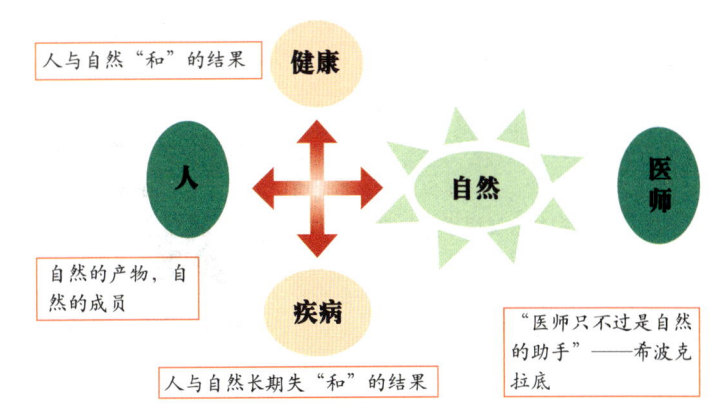

- 人与自然"和"的结果 → 健康
- 人：自然的产物，自然的成员
- 疾病：人与自然长期失"和"的结果
- 医师："医师只不过是自然的助手"——希波克拉底

阴阳协调是黄帝内经独有的基础养生观

内经原文

天地者，万物之上下也；阴阳者，血气之男女也；左右者，阴阳之道路也；水火者，阴阳之征兆也；阴阳者，万物之能始也。

——《黄帝内经·素问·阴阳应象大论》

《黄帝内经》提出阴阳是自然界运动变化的总规律，自然万物普遍存在着阴阳，生命活动不能超越阴阳的规律。人的生、长、衰、亡和疾病的变化，其根本原因都在于阴阳的运动。

人体阴阳的划分

阴阳的划分有一定的规律，如人体上半身为阳，下半身为阴；人体后背为阳，胸腹为阴；人体内五脏为阴，六腑为阳。

阴阳调和是养生的关键

阴阳之间是互相依存、互相制约的关系。当属阴的一方消减时，就会使属阳的一方增长；当属阳的一方增长时，就会使属阴的一方消减。如体内属阴的精血津液等物质化生和补充时，必然要消耗属阳的脏腑之气即能量；而脏腑之气的产生和增长，必然要消耗属阴的精血津液等物质。所以只有阴阳调和才能身体健康。

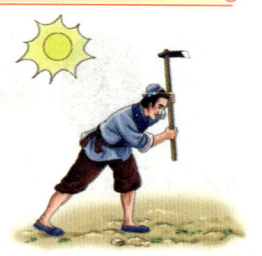

阴阳划分来源于人们的日常生活。劳动人民耕种时，背朝太阳，面朝大地，因此将人体的后背划为阳，胸腹划为阴

补精、养气、守神

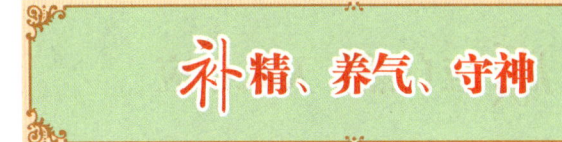

内经原文

上古之人，其知道者，法于阴阳，和于术数，食饮有节，起居有常，不妄作劳，故能形与神俱，而尽终其天年，度百岁乃去。

——《黄帝内经·素问·上古天真论》

补精、养气、守神的重要性

《黄帝内经》系统地阐述了衰老的原因、衰老的机理以及养生的原则与方法，认为衰老是生命活动的客观规律，特别是提出人体衰老与精、气、神有着重要关系。精是气与神的物质基础，阴精阳气是健康长寿之根本，精生于先天、养于后天而藏于五脏，所以先、后天并重，精气神兼养，才能达到颐养天年、防病抗衰、益寿养生的目的。

补精、养气、守神的实施原则

精、气、神是人体的精髓，人们将《黄帝内经》中精、气、神的养生原则归纳如下：

◎要顺应四时气象调养五脏之气，顺应春夏秋冬的季节变化，与天地阴阳保持协调平衡，达到人和自然的和谐统一。

◎远离各种致病因素，避免外界致病因素的侵袭，调节情志，避免情志所伤，起居有常，房事有度，饮食有节等，这些都是减少疾病的重要途径，也是延缓衰老的重要环节。

◎人类养生应该顺应自然、调和阴阳、适应环境、保精护肾、调理脾胃、形神共养、动静结合，并适当采用针灸、按摩、气功、运动等诸多养生方法，共同达到延年益寿的目的。

顺应自然，天人相应

内经原文

少师曰：人与天地相参也，与日月相应也。故月满则海水西盛，人血气积，肌肉充，皮肤致，毛发坚，腠理郄，烟垢着，当是之时，虽遇贼风，其入浅不深。至其月郭空，则海水东盛，人气血虚，其卫气去，形独居，肌肉减，皮肤纵……

——《黄帝内经·灵枢·岁露论》

顺应自然，天人相应的重要性

人与自然是统一的整体，即人由大自然孕育而出，并遵循自然规则行事。《黄帝内经》认为，天地有三阴三阳六气，人体也有三阴三阳六经之气；天地有五行之气，人体也有五脏之气；天地间有金木水火土，人体五脏也分金木水火土。如果破坏了人与自然的统一，扰乱了人体五脏之气的协调，就会导致疾病的发生。

中医认为"天人一理""人身一小天地"；《黄帝内经》里说"人与天地相参也，与日月相应也"；《素问·阴阳应象大论》里说："天地者，万物之上下也"，"天有四时五行，以生、长、化、收、藏，以生

人体五脏系统

肝系统	→	肝、胆、筋、目
心系统	→	心、小肠、脉、舌
脾系统	→	脾、胃、肉、口
肺系统	→	肺、大肠、皮、鼻
肾系统	→	肾、膀胱、骨、耳、前阴和肛门

寒、暑、燥、湿、风。人有五脏化五气，以生喜、怒、悲、忧、恐"。可见，中国古代医家反复强调的就是"天人相应"的思想，这种思想在后世渐渐成为中医理论中的精髓。两千年后的今天，人类慢慢了解了人类与自然之间的依存关系，认识到人类与自然是统一的整体关系，也意识到人类的健康长寿要从自然中获得。

自然现象决定人体的健康状况

现代科学研究已经发现了某些人类疾病与自然现象有关的事实依据。如高温环境会使人的注意力、精确性、运动的协调性、反应的速度降低；气压降低可使空气的氧分子含量降低，令人感到胸闷不适；干热的大风天气可引起头痛、眩晕、烦躁、抑郁、激动等症状，使人反应速度减慢，容易发生交通事故；太阳黑子活动高峰时，心肌梗死发病增多；日食发生时，高血压病人血压会升高，通过心电图观察可以发现心肌缺血加重；满月时会使具有出血倾向的病人容易发生出血症状。

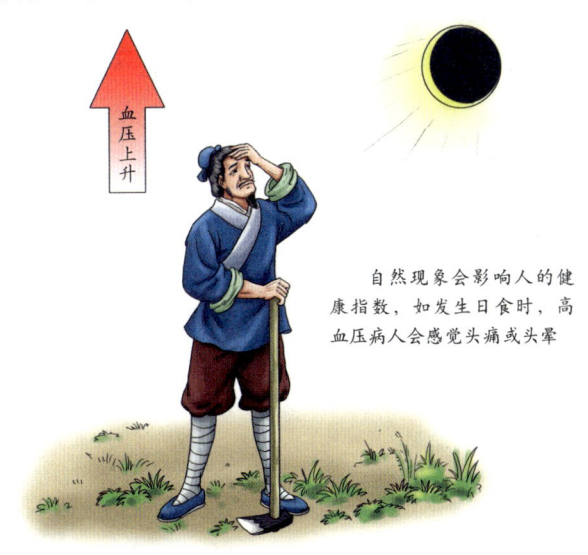

自然现象会影响人的健康指数，如发生日食时，高血压病人会感觉头痛或头晕

遵循生长壮老已的生命规律养生法

内经原文

人生十岁，五脏始定，血气已通，其气在下，故好走；二十岁，血气始盛肌肉方长，故好趋；三十岁，五脏大定，肌肉坚固，血脉盛满，故好步……六十岁，心气始衰，苦忧悲，血气懈惰，故好卧……百岁，五脏皆虚，神气皆去，形骸独居而终矣。

——《黄帝内经·灵枢·天年》

影响生命规律的主要因素

生命一般都要经历出生、成长、壮盛、衰老和死亡5个时期。但生命历程有长短寿夭的不同，这种不同主要取决于3个方面：性别、体质和后天养生。

□性别影响生命规律

性别对生命过程的影响，因为男女的性成熟期不同，男性与女性的生命过程也有很大的差异，一般女性衰老较男性早。

□体质和素质影响生命规律

在《黄帝内经》中，对黄帝传奇一生"生而神灵，弱而能言，幼而徇齐，长而敦敏，成而登天"的描述，就是一个完美生命过程的写照。黄帝一生下来即神灵，就跟一般人不一样，灵异神奇。他在刚生下来的时候就能够说话，幼小的时候做事情就非常迅速、果断，"徇齐"就是"迅疾"的意思，长大了之后，非常敦实、敏捷，这样的体质和素质使黄帝登上了天子之位，达到了人生的最高境界。不必去做天子，不管做什么，能够达到行事的一个最佳境界，登上人生的最高顶峰，就是我们每个人所追求的理想的人生目标。

□ 后天养生影响生命规律

后天是否养生、是否善于养生与人的成长、衰老密切相关。正如《素问·上古天真论》篇所言，善养生者，"年半百而动作不衰"，甚至还能"年老而有子"，延缓衰老的进程；不善养生者，"起居无节，故半百而衰也"。黄帝正是由于注重养生，并且长期坚持修养，才得以保全"天真之气"而活到120多岁的高龄。

生命规律的决定因素

《素问·上古天真论》明确指出了肾中经气盛衰是人生、长、壮、老、已的决定因素，人的齿、骨、发的生长状态是观察人的生长发育状况和衰老程度的客观标志。肾为先天之本，生命之根，肾中精气的强弱，决定着人的生、长、壮、老、已。黑色食品能入肾强肾；不少干果和坚果也具有补肾养肾功效，对于肾之阴精亏少、阴阳渐衰的中老年人可择食黑米、黑豆、黑芝麻、黑木耳、黑枣、蘑菇、乌鸡、海带、紫菜、桃、板栗、松子、榛子等食物。人体的生长衰老与脏腑精气旺盛、虚衰密切相关。而调养元气，保持人体精气的旺盛，是维持脏腑功能正常、祛病延年的关键。

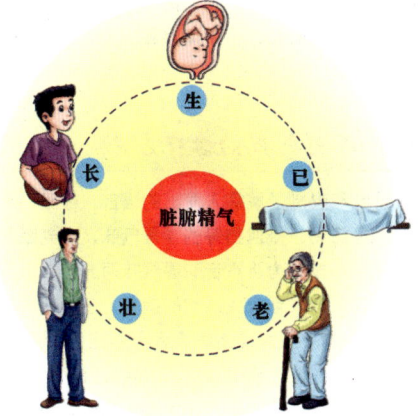

生命的发展规律

掌握中医诊病常用的望、闻、问、切

内经原文

见其色，知其病，命曰明。按其脉，知其病，命曰神。问其病，知其处，命曰工……故知一则为工，知二则为神，知三则神且明矣。

——《黄帝内经·灵枢·邪气藏府病形》

望诊——开启身体内情的密码

望舌是望诊的重要内容之一。舌是口腔中的主要器官之一，具有搅拌和吞咽食物、辨别滋味、辅助发音的功能，更是中医诊治疾病的重要依据。中医有"舌乃心之苗，舌为胃之镜，舌为脾之外候"的说法，认为心、肝、脾、胃、肾的经脉皆通于舌，即舌尖属心肺，舌中属脾胃，舌两侧属肝胆，舌根属肾。

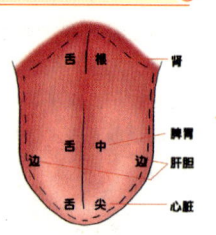

舌诊的脏腑划分区

闻诊——不可忽视的诊疗方法

闻诊是通过听觉和嗅觉了解病人发出的语言、呼吸、咳嗽、呃逆、嗳气等声响和口气、分泌物、排泄物等的异常气味，来判断正气的盈亏和邪气性质的一种诊法，可概括为听声音和嗅气味两方面。听声音以辨正气盛衰为主，不仅可以诊察与发音有关器官的病变，还可根据声音诊察体内各脏腑的变化，例如通过听病人说话的声音可判定病情虚实：语声高亢有力属实，语声低微细弱属虚；语无伦次、声高有力、为谵语属实，语声低微、反复嘟囔为郑声属虚。嗅气味可分为嗅病体气味和嗅病室气味，以辨邪气性质为主。

问诊——打开人体的金钥匙

问诊是询问病人就诊时所感受的痛苦和不适以及与病情相关的全身情况，从而用以诊断疾病的方法。症状是病人在疾病状态下的异常感觉，只有通过问诊才能察知。病症是疾病现阶段病理变化的客观反映，是医师诊病辨证的主要依据，是问诊的主要内容。问诊中问疼痛部位是经络诊断的重要方法。例如：通过问头痛的部位可以得知得病的经络。通过问头痛的性质和兼症可以判断病证。

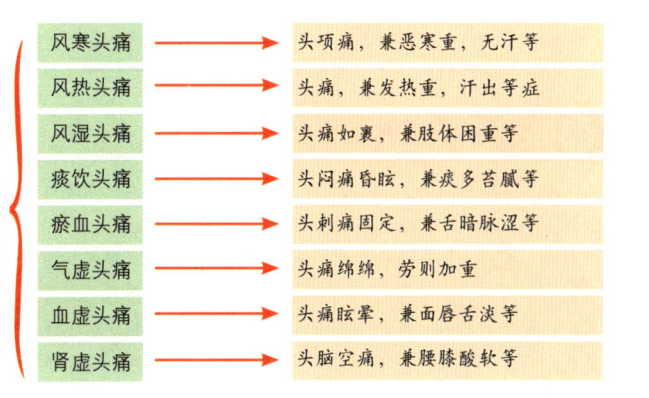

头痛类型及症状	症状
风寒头痛	头项痛，兼恶寒重，无汗等
风热头痛	头痛，兼发热重，汗出等症
风湿头痛	头痛如裹，兼肢体困重等
痰饮头痛	头闷痛昏眩，兼痰多苔腻等
瘀血头痛	头刺痛固定，兼舌暗脉涩等
气虚头痛	头痛绵绵，劳则加重
血虚头痛	头痛眩晕，兼面唇舌淡等
肾虚头痛	头脑空痛，兼腰膝酸软等

切脉——诊查疾病的重要手段

切脉就是中医中最重要的诊断方法——望闻问切中的切诊。

切脉，是医师诊察疾病的重要手段，更是中医辨证的"拿手好戏"。经验丰富的中医大夫，通过切脉，常能相当准确地判断患者患病的部位和性质，推测疾病的进展和预后，窥察体内邪正盛衰等情况。

其实，中医诊察断病，素来需望、闻、问、切"四管齐下"，才能准确地辨证施治，这是众人熟知的常识。至于中医切脉的专著，当推晋代王叔和的《脉经》和明代李时珍的《濒湖脉学》。

黄帝内经总结的经络养生精华

内经原文

黄帝曰：愿闻脉度。岐伯答曰：手之六阳，从手至头，长五尺，五六三丈。手之六阴，从手至胸中……足之六阳，从足上至头……足之六阴，从足至胸中……经脉为里，支而横者为络，络之别者为孙……

——《黄帝内经·灵枢·脉度》

经络——身体健康的晴雨表

人体有六脏（心、肝、脾、肺、肾五脏再加心包）六腑（胃、小肠、大肠、膀胱、胆、三焦），每个脏腑都连接着一条经络。经络是身体的一个通道，能通内达外，在人体功能失调的时候，它又是疾病传变的途径。所以当体表感受病邪和各种刺激时，就会通过经络传导于脏腑，身体哪里有病，哪个脏器的生理功能失调，都会在相应的经络穴位上反映出来。在经络走行上，或在经气聚集的某些穴位上，发生明显的压痛、突起、凹陷、痘疹结节或皮肤不适等变化，说明经络在这里堵塞了，身体健康出现了问题。

经络——我们随身携带的医师

经络内属于脏腑，外络于肢节，沟通于脏腑与体表之间，将人体脏腑、组织器官联系成为一个有机的整体，并借以行气血，营阴阳，使人体各部分的功能活动得以保持协调和相对的平衡。

如果我们掌握了经络的循行分布特点，并充分利用经络、穴位对生理、病理、诊断、治疗等方面的作用来自我保健、预防和治疗疾病，那么也就等于有了个随身的医疗队；经络就是医疗队里的各级医师，穴位就是各医师携带的治病之灵药。所以，只有了解了人体的经络循行，才能充分利用经络的全身调理作用，有针对性地治疗某种疾病。

络脉——人体的各级医护人员

络脉是人体内经脉的分支，就像分属于各科的各级医护人员一样，纵横交错，网络周身，无处不至。络脉包括别络、浮络、孙络三类。别络是较大的分支，十二经脉和任、督二脉各自别出一络，加上脾之大络，共计十五条，故又称为十五络脉。十五络脉具有沟通表里经脉，统率浮络、孙络，灌渗气血以濡养全身，补充十二经脉循行不足的作用，就像拥有处方权的医师一样，各自有主治病候及联络穴位。浮络是络脉中浮行于浅表部位的分支，孙络则是络脉中最细小的分支，它们没有固定的循行路线和主治病候，是人体内没有处方权的医护人员。络脉是维系健康的纽带，只有保持络脉的通畅才能保障人体健康。无论是大的别络还是细小的浮络和孙络，都默默地为人体贡献着自己的力量。

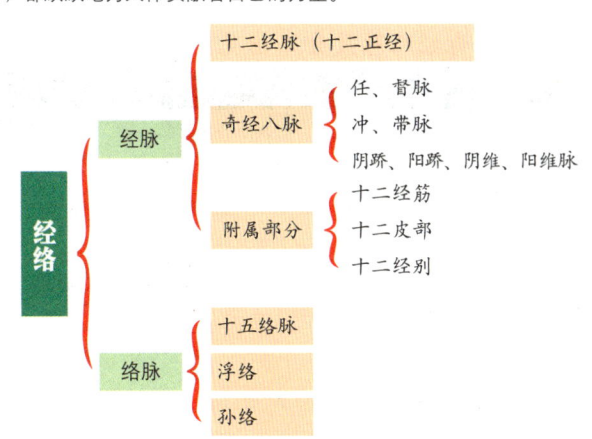

```
            ┌ 十二经脉（十二正经）
            │              ┌ 任、督脉
            │  奇经八脉 ─┤ 冲、带脉
      ┌ 经脉┤              └ 阴跷、阳跷、阴维、阳维脉
      │     │              ┌ 十二经筋
经络 ─┤     └ 附属部分 ─┤ 十二皮部
      │                    └ 十二经别
      │     ┌ 十五络脉
      └ 络脉┤ 浮络
            └ 孙络
```

奇经八脉——各司其职的科室主任

在经络这一随身医疗队中，奇经八脉是别道奇行的经脉，包括督脉、

任脉、冲脉、带脉、阴维脉、阳维脉、阴跷脉、阳跷脉,共八条。这八条经脉与脑、髓、骨、脉、胆、子宫有密切联系。奇经八脉中的冲脉是十二经脉之海,能调节十二经脉气血;带脉约束纵行诸脉;阴跷脉、阳跷脉"分主一身之阴阳",具有濡养眼目、司眼睑开合和下肢运动的作用;阴维脉和阳维脉"维络诸阴阳",主一身之表里;冲、带、跷、维脉与人体十二经脉之间就像各行政和功能科室主任与各科医师之间的关系一样,上级领导着下级,下级又影响着上级,保持广泛而密切的联系。

奇经八脉沟通了十二经脉,起着类似桥梁的作用。它能将部位相近、功能相似的经脉联系起来,让全身气血顺畅的流通。奇经八脉有统摄有关经脉气血、协调阴阳的作用,对十二经脉气血有蓄积和渗灌的调节作用。由于任脉、督脉与冲脉、带脉、阴维脉、阳维脉、阴跷脉、阳跷脉这八条经脉的分布不像十二经脉那样规则,与脏腑没有直接的相互络属,相互之间也没有表里关系,与十二正经不同,所以称为"奇经"。八条经脉中除带脉横向环腰循行一周外,其余均为纵向循行。

奇经八脉及分布情况简表

名称	人体分布情况	功能
任脉	人体前正中线	调节全身阴经经气
督脉	人体后正中线	调节全身阳经经气
带脉	环腰一周,状如束带	约束纵行躯干的多条经脉
冲脉	腹部第一侧线	滋养十二经气血
阴维脉	小腿内侧、上行于咽喉	调节六阴经经气
阳维脉	小腿外侧、上行颈项	调节六阳经经气
阴跷脉	小腿内侧、上行目内眦	调节肢体运动,掌管眼睑开合
阳跷脉	小腿外侧、上行目外眦	调节肢体运动,掌管眼睑开合

任、督二脉和十二经脉——各科室主任和主治医师

十二经脉和任、督二脉是经络的主体,是人体携带的流动医疗队的骨

干，在自我保健、预防、治疗疾病中起主要作用。任、督二脉属于奇经八脉，因具有明确穴位，医家将其与十二正经脉合称为十四经脉。任脉主血，为阴脉之海；督脉主气，为阳脉之海。也就是说，任、督二脉分别对十二正经脉中的手足六阴经与六阳经脉起着主导作用，相当于人体携带的流动医疗队的主任医师。而十二经脉各有所属络的脏腑和循行分布部位，其防治疾病也有所侧重，像是各有专长的各科主治医师。主任医师对整个医疗队起督导和统率的作用，又是医疗过程的直接执行者。当十二经脉气血充盈，就会流溢于任、督二脉；若任、督二脉气机旺盛，同样也会循环作用于十二正经脉。主治医师与主任医师要相互配合，才能保证医疗过程的顺利进行；任、督二脉与十二经脉相互调节、相互配合，才能保证人体的健康，保证身体的每个部分都能正常工作。

十二经脉的名称是根据脏腑、手足、阴阳而定的。它们分别隶属于十二脏腑，各经都用其所属脏腑的名称，结合循行于手足、内外、前中后的不同部位，根据阴阳学说而给予不同的名称。其中行于上肢（手）内侧前缘(太阴)而与肺相属的经脉即称为手太阴肺经；行于下肢（足）外侧前缘（阳明）与胃相属的经脉即称为足阳明胃经。其他各经名称也是以这个原则命名的。

十二经脉的气血流注始于手太阴肺经，依次逐经传注直到足厥阴肝经，足厥阴肝经从足走胸中，传注至手太阴肺经，再由手太阴肺经逐经相传，从而形成了一个周而复始、循环无端的传注系统，将气血周流全身，保证了全身各部组织器官的营养和功能以及人体生命活动的正常进行。

十二皮部和经筋——人体中的接诊医师

十二皮部和经筋就像接诊医师，永远站在人体最前线。十二经筋的主要作用是约束骨骼，掌握关节活动。十二皮部则是经脉的气血在皮肤内的分布。皮肤是人体系统的第一道防火墙，可以保护机体，抵抗病魔入侵。

另外，当我们的内脏和经络出现问题时，也会在皮肤上有所反映，如皮肤变暗、没有光泽、有色斑或者长痘等。作为主治医师的经络除了向内联系脏腑，向外还要联系经筋和皮部这些接诊医师，通过接诊医师了解气血输送、关节活动及皮肤情况，进行诊断和治疗疾病。

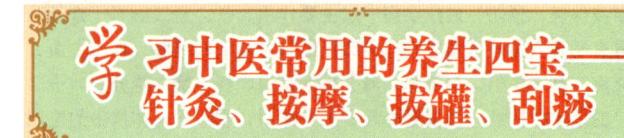

学习中医常用的养生四宝——针灸、按摩、拔罐、刮痧

内经原文

十二经之多血少气，与其少血多气，与其皆多血气，与其皆少血气，皆有大数。其治以针艾，各调其经气，固其常有合乎。

——《黄帝内经·灵枢·经水》

针灸——养生祛病作用强

针灸是个复合名词，分别指针刺和艾灸两种不同的中医治疗方法。针刺养生，就是用毫针刺激一定的穴位，运用迎、随、补、泻的手法以激发经气，使人体新陈代谢机能旺盛起来，达到强壮身体、益寿延年的目的。选穴多以具有强壮功效的穴位为主，选穴也不宜过多。可选用单穴，也可选用几个穴位为一组进行。欲增强某一方面机能者，可用单穴，以突出其效应；欲调理整体机能者，可选一组穴位，以增强其效果。在实践中，可酌情而定。施针的手法，刺激强度宜适中。

艾灸就是使用燃烧的艾绒，灸烤相应的穴位。百草之中选择艾草的原因在于艾绒燃烧时温和持久，更重要的原因是艾绒燃烧辐射出的热能，其频率、波幅与冬日的阳光最接近，易于引起人体的共振，因而渗透性、穿透力特别强。与红外频谱仪、神灯、炭火等相比，艾灸是最舒服、最有效的。艾灸的方法有很多种，目前常用的就是用点燃的艾条灸烤穴位，可火头向下，也可火头向上，下面与皮肤接触的地方可放上姜片，或者把它挂在刺入体内的针柄上。

按摩——中国最古老的养生祛病手法

按摩，作为一种非药物的自然疗法、物理疗法，是指按摩者运用自己的双手作用于被按摩者的体表、受伤的部位、不适的所在，依据人体经络、特定穴位，运用推、拿、按、摩、揉、捏、点、拍等形式多样的手法进行治疗，达到疏通经络、理气活血、散瘀止痛、祛邪扶正、调和阴阳的疗效。

□ 按摩常用手法

>> 推法

以按摩者的指掌或肘部着力于一定部位进行单方向的直线推动，推时用力要沉稳，速度要缓慢，着力部要紧贴皮肤。适用于经络或经络上的穴位（图①）。

>> 拿法

用大拇指和食指、中指或大拇指和其余四指对称用力，捏拿一定的部位和穴位，进行一紧一松地拿捏。拿的动作要缓和，有连贯性，不要断断续续，用力时要由轻到重，不可突然用力。适用于颈、肩部或四肢的穴位或经络（图②）。

>> 按法

按摩者用手指、手掌或握拳时手指的背屈侧以敏捷轻快的手法，用轻重不同的力量在病人的患处或特定的穴位上进行按压。用于全身各部经穴（图③）。

>> 摩法

用掌心、大拇指或其他手指在患者身上的疼痛部位或周围以及特定部位有规律地抚擦（图④）。

>> 点法

以屈曲的指间关节突起部分为施力

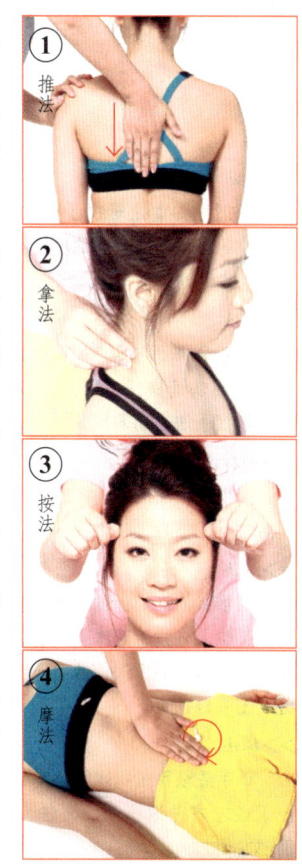

点，按压被按摩者的患病部位或特定穴位。它由按法演化而成，可属于按法的范畴。具有力点集中、刺激性强等特点。有拇指端点法、屈拇指点法和屈食指点法三种（图⑤）。

>> **揉法**

以指腹、掌根等部着力，按压病灶处或特定穴位，做温柔和缓的环旋活动，一分钟50~90次，适用全身各处，使用广泛（图⑥）。

>> **捻法**

用拇指和食指螺纹面捏住被按摩者的手指等小关节部位对称性反复交替地捻动。操作时动作宜匀速、灵活（图⑦）。

>> **搓法**

用双手掌面夹住一定部位，相对用力，来回快速搓揉。常用于四肢，属于一种放松手法（图⑧）。

>> **击打法**

用手指或辅助器具等敲打穴位或经络的方法（图⑨）。

>> **滚法**

用手背的近小指侧部分压按在一定的体表部位上，以腕部作前、后、左、右连续不断的滚动的手法。常用于肌肉丰厚之处（图⑩）。

>> **抹法**

单手或双手拇指螺纹面紧贴皮肤，做上下或左右往返移动的方法。常用于颜面部穴位。

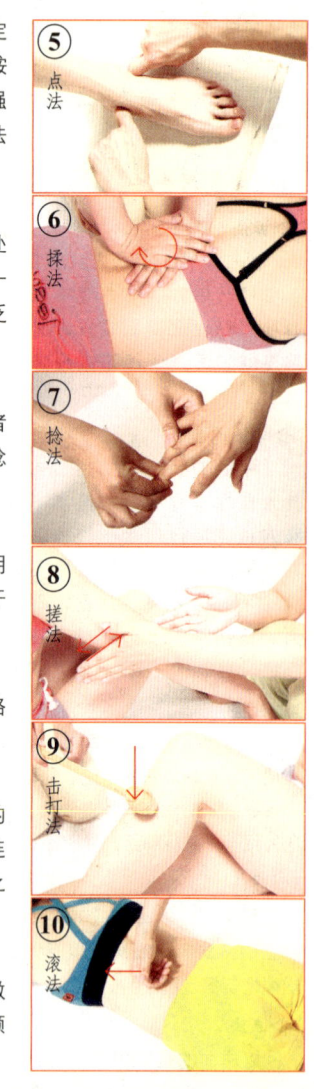

拔罐——简单好用的养生祛病方法

拔罐法是民间对拔罐疗法的俗称，又称"拔罐子"或"吸筒"。它是借助热力的物理方法排除罐内空气，利用负压使其吸着于皮肤，造成瘀血现象的一种治病方法。这种疗法可以逐寒祛湿、疏通经络、行气活血、消肿止痛、拔毒泻热，具有调整人体的阴阳平衡、解除疲劳、增强体质的功能。许多疾病都可以采用拔罐疗法进行治疗。比较好掌握而且安全的是抽气罐。拔罐时在治疗部位涂上一层凡士林或油膏之类的润滑剂，当罐吸着后，将罐推拉移动，待局部充血出现红晕为止称走罐法。走罐法常用于经络刺激。拔罐后出现的红色或紫色印迹，称罐斑，一般说来无病者多无明显罐斑变化。皮肤的这些变化属于拔罐疗法的治疗效应，可持续一至数天。罐斑可作为临床判断疾病性质和轻重的参考依据。

刮痧——最直观有效的养生祛病方法

刮痧疗法是指应用光滑的硬物器具或手指、金属针具、瓷匙、古钱、石片等，蘸上食油、凡士林、白酒或清水，在人体表面特定部位，反复进行刮、挤、揪、捏、刺等物理刺激，造成皮肤表面出现瘀血点、瘀血斑或点状出血，以治疗疾病的一种方法。刮痧使经络穴位处充血，能改善局部微循环，可以起到祛除邪气、疏通经络、舒筋理气、祛风散寒、清热除湿、活血化瘀、消肿止痛的作用，通过刮痧可增强机体自身潜在的抗病能力和免疫机能，从而达到扶正祛邪，防病治病的目的。

完全健康的人，刮拭后不出现痧；一些自我感觉良好而有潜伏病变的人刮拭后会出痧，且痧的部位、颜色与病情轻重、病程长短有着密切的联系。刮痧的诊断应用主要是根据痧的颜色、形态变化、阳性反应物的形态大小、软硬及敏感区疼痛的程度，直观地了解病变的部位、病情的轻重及病势的进退。如痧的痕迹浅淡，颜色鲜红，分布分散，阳性反应物柔软，敏感区疼痛轻，则病情轻；反之，痧的部位深，颜色紫红，分布集中，阳性反应物坚硬，敏感区疼痛重，则病情重。

刮痧疗法并非人人都可用，有特殊疾病者需根据具体情况听从医生安排。

黄帝内经提倡的春季养生法

内经原文

春三月，此为发陈。天地俱生，万物以荣，夜卧早起，广步于庭，被发缓形，以使志生，生而勿杀，予而勿夺，赏而勿罚，此春气之应，养生之道也；逆之则伤肝，夏为实寒变，奉长者少。

——《黄帝内经·素问·四气调神大论》

春季是从立春到立夏之间的三个月，包括立春、雨水、惊蛰、春分、清明、谷雨六个节气。春季是四季之首，俗话说"一年之计在于春"，春季是万象更新的开始，春归大地，阳气升发，自然界生机勃勃，一派欣欣向荣的景色。所以，春季养生在精神、饮食、起居方面，都必须顺应春天阳气升发、万物始生的特点，在天气和暖的时候，要多出门走动，晒太阳，以吸收升发的阳气。但是，春寒料峭，还需要注意保暖，以保护好阳气。所以，春三月，须避春寒，适应自然气候。如果不加以调养，不防范春寒，寒温交织，激发生机，邪气伤人，就会发病，多数情况会发生在脑部，或容易流鼻血。

立春时节养生法

立春是冬春之交的标志，气候逐渐由寒转温，由阴出阳(立春到春分之间)，天渐温，寒渐退，昼渐长，夜渐短，大地由闭藏逐渐开始生发。同时，人体也逐渐由冬藏转入春生，气血逐渐向外，表现为呼吸、心跳逐渐加快，新陈代谢逐渐加速，以满足五脏生机开始勃发的需要。然而，立春时节天气乍暖乍寒，气血运行忽急忽缓，时而偏内，时而偏外，五脏适应需要一个过程。这个时期，体质差、适应能力弱的人易得病，所以冬春之交尤其要注意养生。具体养生要点如下：

◎**要避寒**：早春天气常骤然转冷，会引起血管突然收缩，发生心脑血管意外，所以穿衣要讲究"春捂"，不要脱棉衣过早。

◎ **要避风**：春季风大，通于肝，引动内风，会促使肝气亢盛，引起血压大波动。

◎ **要调养精神**：避免过分紧张、焦虑、抑郁，少生气，忌暴怒。

◎ **注意饮食**：少吃鸭肉、黄鳝、狗肉等易"动风"的食物，多吃青菜、萝卜等平肝之品。

◎ **加强体育锻炼**：要锻炼身体，增强体质，由室内走向户外，少熬夜，不要过度疲劳，防止流感。

◎ **要预防腹泻**：立春风寒还易侵袭肠胃，使人易患腹泻，可以在做菜煲汤时，放入1～2片姜。

◎ **儿童应及时接种疫苗，预防流行性脑膜炎**：如发现儿童高热、头痛、喷射性呕吐，皮肤出现紫红瘀血点等症状，应立即到医院就诊。

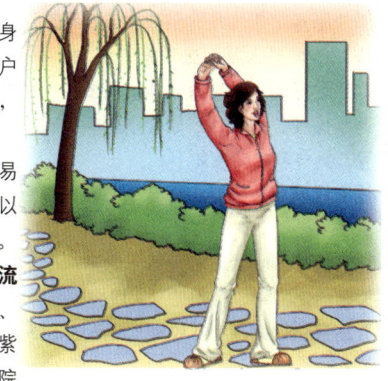

立春时节气候由寒转温，人们可多到户外锻炼身体

雨水时节养生法

雨水时节表明冰雪开始融化，雨水降临滋润大地，但是北方天气往往比较干旱多风，雨水珍贵，小麦越冬，开始返青，而南方则雨水渐多，农民开始播谷耕田。此时气温乍暖乍寒，气温尚低，昼夜温差变化大，体弱的人非常容易感冒，因此雨水时节养生的重点便是注意预防感冒。具体养生要点如下：

◎ **不要急于脱冬衣**：要注意保暖防寒，预防关节炎和感冒。因为雨水时节，初雨寒冷，易患关节痛，尤其是肩关节、腰关节痛。

◎ **应多到户外呼吸新鲜空气，做深呼吸**：因为春天气温升高，腠理疏松，脑血流量相对减少，所以常常会感到疲劳乏困。

◎ **多锻炼身体，多晒太阳**：锻炼身体和晒太阳可以增强人体的抗病能力，对养生防病大有裨益。

◎**服用药物**：体弱者、平时容易感冒者，可适当服用玉屏风散。

惊蛰时节养生法

惊蛰开始，青草萌芽，春光明媚，人们开始渐渐走出户外，相约周末到郊外踏青赏花。此时节往往与农历二月二重叠，人们常说"二月二，龙抬头"。很多人都会去理发、洗发、刮脸等。但是惊蛰天气往往干燥多风，风性好动，易导致人体出现多种神经痛，如肋间神经痛、头痛等，需要继续保暖。另外，还需要预防病毒感染性疾病，如痄腮、带状疱疹、流感等。具体养生要点如下：

◎**注意饮食**：少吃鱼、虾、公鸡肉、辣椒、酒等动风上火的食物，多吃蔬菜、水果。

◎**注意保暖**：惊蛰时节天气干燥多风、乍暖乍寒，受风后，容易引起游走性关节肌肉酸痛，特别是肩、腰、颈部关节疼痛。

◎**要注意防蚊蝇**：南方蚊蝇开始繁殖，要及时灭蚊灭蝇。

春分时节养生法

春分是一年四季中阴阳平衡、昼夜均等、寒温各半的一个时点。但体质阳虚之人，阳弱不能与阴平衡，于是阳虚的本质更易显露出来，所以常发生五更泄，即每日早晨4~5点，出现腹痛腹泻，或者发生餐泄的症状。平时脾虚者，此时节风木克脾土，导致饮食不消化，腹痛难忍，餐后腹泻。具体养生要点如下：

◎春分时期风多、风大，要防止受凉、受风，大风天时减少到户外活动的次数。

◎阳虚体弱者，特别是怕冷、腰以下发凉者，适当温中补阳，可经常食用干姜炖鸡汤，或按医嘱服用金匮肾气丸。

◎脾虚者，在日常做菜时多用干姜，因为干姜能温中，或在医师指导下服用理中丸。

◎天气比较好时，可以多到户外锻炼身体，增强体质，提高自身免疫力，预防感冒。

◎每人每天可适量摄入胡萝卜，能够预防腹泻。胡萝卜最好用油炒熟后食用，因为β-胡萝卜素是脂溶性维生素，只有溶解入油脂中，才容易被人体吸收。

清明时节养生法

清明是植树造林、扫墓的日子，也是农民正值春耕、春种的大忙时节。但是有过敏性体质的人此时节往往出现皮肤过敏、哮喘、鼻炎等疾病。具体养生要点如下：
◎可适当服用维生素C和钙片，两者合用有预防过敏的作用。
◎朋友聚餐时注意多用公筷，不到卫生条件差的饭馆吃饭。如果出现恶心、厌食、肝区疼痛、尿黄、眼睛巩膜黄染、皮肤发黄这些症状，必须赶快就医，检查肝功。

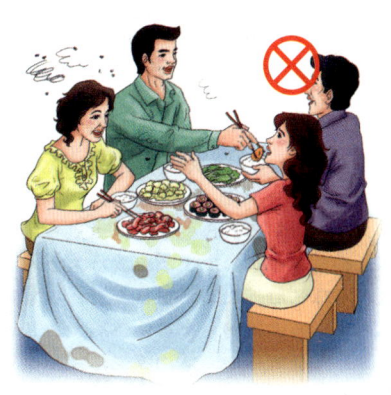

清明要预防肝炎，朋友聚餐时不要到卫生条件差的饭馆吃饭

谷雨时节养生法

谷雨断霜，意味着从这天起雨水逐渐增多，空气湿度逐渐加大，天气告别寒冷，进入春温。此时节是春季天气较为暖和的时候，具体养生要点如下：
◎谷雨天，桃红柳绿，阳光时出时没，敏感或个性脆弱的年轻人，易因内分泌失调而出现精神不正常的情况，俗称花癫、花痴，有这样病史及家族史的人应尽早就医，避免精神刺激。
◎雨水增多，湿度加大，气温增高，有利于病毒、细菌繁殖，所以易发生痄腮、流行性感冒、流行性脑膜炎等疾病。这些疾病流行时，要少到公共场所，多开窗，多锻炼身体。

黄帝内经提倡的夏季养生法

内经原文

夏三月，此为蕃秀。天地气交，万物华实，夜卧早起，无厌于日，使志勿怒，使华英成秀，使气得泄，若所爱在外，此夏气之应，养长之道也，逆之则伤心，秋为痎疟，奉收者少，冬至重病。

——《黄帝内经·素问·四气调神大论》

夏季养生需要注意的是：夏日炎热，容易受到风寒湿邪的侵袭，睡觉时不要开风扇，更不能夜宿有空调的房间，室内外温差不能过大；乘凉时不要在房檐下、过道里，应在树荫下、凉台上，但时间不要过长；不可铺薄席于潮湿及冷石冷地上睡卧，以图凉快，否则湿气透入筋脉以后，在上则面目黄肿，在下则大腿关节、膝关节肿痛，深入内脏则胀满泄泻，滞留体外肌肉皮肤层则头重身疼，体内亢热不能排出易生痈疽疔疮，体内凉湿不能排出则变成寒性痰涎，或患各类风湿性关节炎。

立夏时节养生法

立夏是春夏之交的标志，气温比春季高，天气渐热，外出活动较多，心脏的负担逐渐加重。具体养生要点如下：

◎ **注意随时增减衣服**：立夏气候逐渐炎热，但是北方天气仍然不够稳定，还会出现阴晴交替、冷暖变化的情况。

◎ **要会静养，注意调养心脏**：立夏之后，人体气血更加向外开张，出汗增多，心跳逐渐加快，易心烦，所以要避

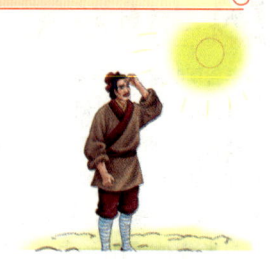

立夏后易出汗，需注意根据气温增减衣服

免过累过劳，可用麦门冬5克、西洋参3～5克泡水饮用。
◎**注意饮食安全**：要注意肠胃疾病的发生，如肠炎、痢疾等。因为春夏之交，天气已热，各种细菌开始繁殖。饮食要卫生，少吃隔夜饭菜，碗筷要干净。体虚的人少吃生冷食物。
◎**滋阴去燥**：易出现血液黏稠者，应多喝水，多吃养阴生津之品，如各种瓜果蔬菜等。
◎**维持均衡营养**：营养要全面，饮食种类要丰富，以适应夏天消耗大的特点。

小满时节养生法

此时节天气湿热，易患各种湿热性疾病，如风湿热引起的关节疼痛，包括膝关节、腰椎关节疼痛等。具体养生要点如下：
◎从小满节气起，要开始注意预防湿热性疾病。要多吃清热利湿之品，如丝瓜、冬瓜、萝卜等各种蔬菜、水果。
◎避免住在潮湿之地，如房间潮湿，可在床上铺垫羊皮等防潮用品。
◎要少吃辛辣之品，如姜、酒、羊肉、牛肉、鱼、虾等，否则易患皮肤湿疹、口舌生疮等症。
◎保持小便通利，大便通畅，多喝水。但是需注意脾胃不好的人易腹泻。由于夏天气温高，湿度大，细菌繁殖快，所以要少吃隔夜饭菜。
◎饮食宜清淡，多食黄瓜、苦瓜、莜麦菜、绿豆、豆浆、荷叶等。

芒种时节养生法

从芒种开始，天气渐热，雨水较多，湿度增大，北方进入雷雨、阵雨天，南方则进入梅雨天，因此无论南北，进入芒种，都要注意防湿，即"芒种梅雨天，留神湿病生"。具体养生要点如下：
◎要注意调养心神，因为芒种时节气温高，湿度大，心脏负荷逐渐加重，有心脏病、冠心病的人要注意保养，少熬夜，避免工作过分紧张，生活要有节奏，可以吃一些保养心脏的药食。
◎应该少吃辛热之品，如白酒、羊肉等，多吃黄瓜、青菜。因为中医认为心与小肠相表里，芒种开始，湿热重，如湿热内积，心火重，小肠积热，就会出现小便黄短、舌红苔黄、大便秘结、口舌生疮等症。
◎女性易白带增多且发黄，多吃清热利湿和健脾利湿之品，如绿豆、薏米、山药、白扁豆等。
◎注意个人卫生，如勤换内裤，预防病毒、细菌滋生等。

夏至时节养生法

夏至养生要点如下：
◎夏至前后，为一年中阳气升到最高的时期，有心脑血管疾病病史的人往往难以承受，要注意保养。若出现昏厥，要立即就医。
◎血压高、血管硬化的人，要少吃热性升发之品，如酒、黄鳝、鸡肉、狗肉等，多吃芹菜、萝卜，适当吃冷饮。
◎避免暴怒生气、过劳，中午要睡午觉或静养。因为暑热易伤心气，有冠心病、甲亢、心率快及动脉粥样硬化

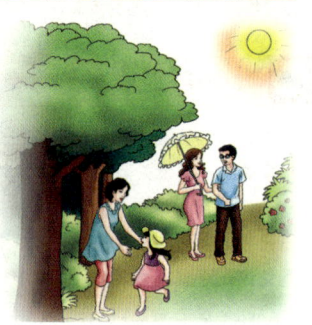

夏至时节需避免阳光直晒，外出时应采取避暑措施

的人，或心气弱的人，要注意调养精神、适当休息。
◎要避免气津两伤，多喝淡盐水，适当饮用凉茶、绿豆汤等，因为夏至气温高，人体水分丧失较多，而中医认为"气随津脱"，也就是随着水分的流失，会耗气，易出现乏力、疲劳及口渴等症状。
◎房屋要通风，不穿紧身衣，外出纳凉，要戴凉帽，打遮阳伞，避免阳光直晒，预防中暑。

小暑时节养生法

小暑正是入伏的头一天，俗话讲"头伏饺子、二伏面、三伏烙饼摊鸡蛋"。到了三伏天，就是一年中气温最高、湿度最大的日子。人们多结队出游，去享受伏游，避暑乘凉。具体养生方法如下：
◎**注意养心**：三伏天气温高、湿度大，天气闷热，气压低，患有心肌炎

后遗症的人易出现心律变缓、胸闷气短等症状，气弱之人可适当服用生脉饮。

◎**要早睡早起**：避免熬夜，注意休息。

◎**预防中暑**：可多喝绿豆汤，出汗多时及时补充温淡盐水；或在出现头痛、恶心、呕吐等症状后，采取刮痧的办法，上下刮背脊两侧、肋骨两侧加额头，出现紫暗色为宜。

◎少吃凉菜、少喝冷饮，睡觉时腹部不要受凉，避免脾胃虚弱引起脾胃病。

大暑时节养生法

　　大暑，是一年中最热的节气，这时也是全年万物生长速度最快、最茂盛的时期。农谚说："头伏萝卜，二伏芥，三伏里头种白菜。"人们多在早晚劳动，中午休息时间可适当延长，并注意避暑纳凉。另外，大暑气温高、湿度大，有心脏病的人会感觉不舒服，一定要注意养心，保持心静、低温养生。具体养生方法如下：

◎**预防中暑**：注意采取降温散热的方法，避免在阳光下暴晒，要戴凉帽，撑遮阳伞，用冷湿毛巾擦头面，工作尽量调整在早晚，中午在树荫等处纳凉或午睡，室外劳动者应下午三点以后再干活。适当饮用绿豆汤、冷饮、绿茶、温淡盐水，但不要过度贪凉。

◎**要灭蝇，注意饮食卫生**：不吃不干净的饭菜，屋内要多通风，坐公交车后要洗手，避免细菌、病毒繁殖。因为大暑天多发由沙门氏菌属感染引起的肠胃炎，其主要症状是恶心、呕吐、腹泻水样便，发热要立即就医，否则易脱水、休克甚至死亡；还易患痢疾，主要症状是高热寒战、腹痛腹泻、脓血便、里急后重。

◎**预防皮肤病**：大暑天，湿热交蒸，皮肤病发病率上升，如湿疹、痱疹、真菌感染等，可以服用去火、解毒、散湿的中药。

◎**预防苦夏**：三伏天因天热下降，地湿上升，湿热交争困于脾，会引起食欲不振、不思饮食、恶心、头昏乏力、倦怠思睡、小便少、汗多等症状，应适当服用藿香正气丸以养脾胃。

黄帝内经提倡的秋季养生法

内经原文

秋三月，此谓容平。天气以急，地气以明，早卧早起，与鸡俱兴，使志安宁，以缓秋刑，收敛神气，使秋气平，无外其志，使肺气清，此秋气之应，养收之道也；逆之则伤肺，冬为飧泄，奉藏者少。

——《黄帝内经·素问·四气调神大论》

秋季到来后，自然界的阳气收敛下降，寒气上升，早睡可以避免秋天晚上凉气伤肺，早起可以使肺气得到舒展。随着气温下降，室内宜保持一定的温度和湿度。秋天也是开展各种运动的好季节，可以根据个人情况选择不同的锻炼项目。还需特别注意，夏去秋来，因盛暑人多贪凉并杂食，致使一冷一热在体内相遇，形成病源。入秋之后，饮食调理不当，夏令时节积蓄在身内的湿热，常可作为诱因，致使疟疾、痢疾病发生。因而，秋令时节，应平顺秋气，滋养肺阴，宜和秋燥，消疟止痢。

立秋时节养生法

立秋人体气血也开始逐渐内收，表现为呼吸、心跳逐渐变慢，新陈代谢也开始减慢，以适应与自然相应、脏气开始内藏的需要。所以从立秋起，要开始养阳养收。但是立秋后的天气会忽冷忽热，燥湿不调，寒温难定，阴阳气交不稳定，如果调养不当，非常容易得病。具体养生方法如下：

◎从立秋开始，早晚虽然开始有凉意，但中午依然很热，所以，要注意避热纳凉。

◎秋天的主气是燥，燥气通于肺，所以从立秋开始就应该重点养肺。初秋，热气未退，肺燥者要开始吃些清凉、养肺、润燥之品，如百合、秋藕、白果、杏仁、秋梨、枸杞子、荸荠、银耳等。
◎立秋之后，雨水渐少，气候渐燥，大肠与肺气通于秋令，所以燥气也常伤肠津而易导致便秘，要多喝水，早晨5～7点大肠经"值班"时一定要喝一杯水，并多吃润肠通便的蔬菜水果，如萝卜、莴笋、西瓜、银耳等。

处暑时节养生法

处暑时节，气温逐渐下降，雨量减少，燥气开始生成，人们会感到皮肤、口鼻相对干燥，就如谚语所说"处暑日头毒，要防秋老虎"。秋燥易伤津、伤肺，而且由于燥热伤肺，容易引起气管炎、咽炎、扁桃体炎、痔疮等疾病。所以处暑后要注意养阴润燥，调护身体津液。具体养生方法如下：

◎患有气管炎的人，进入处暑后如出现痰少干咳的症状就要注意保养，可以吃秋梨膏、枇杷、杏仁、秋梨、白萝卜、苹果、百合等清凉润肺之品。
◎如果太累，不注意休息，或进食辛热之品过多，抵抗力下降，就易患咽炎、扁桃体炎，可多吃养阴生津、清火之品，如口含橄榄、青果，另外可用金银花3克、桔梗5克、甘草3克泡水饮用。
◎如果燥热伤于大肠肛管，引起痔疮发作，应多吃清热润燥的蔬菜水果，如油菜、莜麦菜、萝卜、黄瓜、土豆、红薯等。

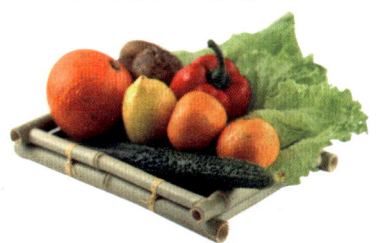

处暑多吃蔬菜、水果可滋润身心，避免干燥

白露时节养生法

白露时节的养生原则是"白露天渐凉，气管当保养"。白露开始，气候已进入中秋，早晚天气变得更凉，万物都开始收敛、萧条，此时节秋燥会渐渐加重，所以易患肺燥，并且燥邪易伤阴，日久导致阴虚燥热，就会引起咳嗽、干燥综合征、消渴病（糖尿病）等。具体养生方法如下：
◎患有消渴病者，尤其要注意在白露时节的养生，属于燥热伤津者，要少

29

吃肥甘辛燥之品，多吃养阴生津、清热润燥之物，如用葛根、麦门冬、枸杞子各5克，菊花3克泡水饮；属于气阴两虚、乏力、脉弱、汗多者，可服生脉饮；属于肾阴虚、腰酸、头昏、尿多、脉沉无力者，可服六味地黄丸。

◎注重养阴生津、收敛肺气，预防感冒肺燥咳嗽，可用百合、白梨各30克，莲子10克，白果6粒，冰糖、小枣、小米适量煮粥食用，还应经常食用秋藕。

◎吃益气生津之品，增强免疫功能，如服生脉饮，或用麦门冬5克、西洋参3克泡水饮用，预防干燥综合征，其主要症状是口干、眼干、皮肤干、黏膜干，腮腺肿大。

◎多喝水，多吃皮冻等，保养皮肤，预防皮肤干裂起皱。

秋分时节养生法

秋分是白天转凉的转折点，又是秋季中凉燥、温燥的分界线。就是说，秋分以前为温燥，秋分以后为凉燥。秋分之后，吃月饼赏明月的中秋节即将来到，合家团聚，共度中秋，是增加生活情趣，预防抑郁症的好时节。秋分之日阴阳持平，寒热均等，昼夜平分，人体的阴阳也应该呈现阴阳平衡的状态，也就是阴平阳秘的健康状态。具体养生方法如下：

◎多吃水生蔬菜，如秋藕、荸荠、芹菜；多吃秋天的果菜，如秋梨、柚子、白果、杏仁，可防止气管炎、支气管炎、气管扩张加重。

◎菊花是秋天的一大宝，常用菊花泡水喝，可明目、清肺、治燥咳。

◎秋天之后，阴气渐长，阳气渐消，如果是阴虚体质的人，就会表现出咳嗽、咽干、面部发红、低热、乏力、手心足心发热甚至咳血等症状，因此许多肺结核病人在秋分病情会加重，因此要提早就医，预防疾病复发。

◎不要去郊外，因为青草渐枯，有的人会因过敏而出现干咳、皮肤瘙痒，甚至发热的症状，所以过敏体质者要避免和枯草接触。

寒露时节养生法

寒露标志着深秋已到，气候由凉变寒。寒露时，秋风扫落叶，万物走向萧条，人的心情也易触景生情，随之低落、惆怅甚至悲伤，所以人们宜邀友郊游，远足观红叶，登高赏秋菊，或聚宴重阳，可避免晚秋落寞的心理，同时还能锻炼身体。具体养生方法如下：

◎要克服心理上的郁症，多到户外练习深呼吸，或出游登高望远以开阔胸怀。

◎深秋气温下降，可吃羊肉炖萝卜，养肺益气，预防感冒；体虚气弱者可用燕窝炖肉，或用灵芝炖鸡，增强正气，防病入侵。

◎寒露凉燥，早晚较凉，老年慢性支气管炎易在此阶段发作，要注意保暖，尤其要穿背心，防肺受寒。可吃些益肺生津之品，如用沙参、贝母、桔梗、百合各10克，麦门冬6～10克，甘草6克，煎水饮用，体虚气弱者可以用西洋参3克泡水饮用。

◎多做运动，锻炼身体，增强体质。

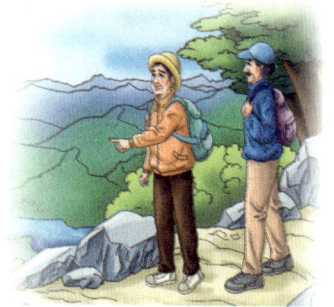

寒露登高望远可释放心情，改善不良情绪

霜降时节养生法

霜降在每年公历10月23日或24日，是尾秋的象征、秋季的最后一个节气，也是秋季到冬季的过渡时节，意味着秋天即将结束。此时阴气更甚于前，流感开始猖獗，慢性支气管炎和过敏性哮喘病者的病情易加重。此节气饮食进补应以淡、补为原则，并且注意补气血以养胃。具体养生方法如下：

◎要避开公共场所，预防流感，老人和儿童流感患者更要避免流感转为肺炎，体虚、抵抗力弱者，要预防流感转变为鼻窦炎。

◎肺气虚型慢性支气管炎易加重，要注意防止受凉，可服用燕窝银耳冰糖羹或燕窝猪肺汤。

◎深秋哮喘主要是对冷空气过敏，因此属于寒哮，应注意保暖防寒，出外要戴口罩，可常服灵芝，每次6克，水煎饮用。

黄帝内经提倡的冬季养生法

内经原文

冬三月，此为闭藏。水冰地坼，勿扰乎阳，早卧晚起，必待日光，使志若伏若匿，若有私意，若已有得，去寒就温，无泄皮肤，使气亟夺。此冬气之应，养藏之道也，逆之则伤肾，春为痿厥，奉生者少。

——《黄帝内经·素问·四气调神大论》

冬季养生首先要精神安静，控制好情绪活动，养精蓄锐，有利于春季阳气的萌发。在冬季可摩擦肌肤腠理，活动躯体、肢节，呼吸吐纳，以养形体，以护阳表卫气。冬季起居要早睡晚起，保证充足的睡眠时间，有利于用阳气收藏。冬季气候寒冷，要注意防寒保暖，预防春季温病。中医认为，冬季天寒，阳气内藏，易生郁热，若穿衣过厚，向火醉酒，则阳太盛，至春夏之交，就容易发生时行热病，这是冬天不善于保阴的缘故。冬季虽然寒冷，但要持之以恒地锻炼。另外，冬天要保持肾气旺盛，减少盐的摄入，注意脚的保暖，不要夜间憋尿。室内保持一定的湿度，饮食不宜寒凉。

立冬时节养生法

立冬开始，大自然阴气渐长，阳气渐退，人要顺应时令养阳、藏阳。具体养生方法如下：

◎**冬要进补**：冬天是养精蓄锐的日子，可选择温阳性的食物，如羊肉、牛肉、鳝鱼等。

◎**冬天要养藏**：立冬之后，要注意藏阳，藏精护阳，阴虚的人要敛阴养阴，阳虚的人要养阳藏阳。

◎**预防肾病**：冬天寒冷，寒气通于肾，所以冬天要着重养肾护肾，防寒保暖，尤其是膝下保暖，裤子要穿得厚一些。

◎**预防感冒**：冬天是感冒的高发期，不要过度疲劳，应加强营养，可以服用板蓝根冲剂预防感冒，老年人和儿童要少到公共场所。流感的主要症状是发热、畏寒、头痛、浑身酸痛、鼻塞、流涕，有很强的传染性，患流感后要注意预防并发肺炎。

◎**保护后背**：人体背部为护阳的屏障，有督脉、足太阳膀胱经等主要阳经经过，因此立冬后多穿一件背心，"背不寒则全身不寒。"

小雪时节养生法

小雪因居于初冬，雪尚小，寒未深，故名小雪。小雪天气寒冷，北风呼啸，肺部易受风寒，胃部受寒冷刺激也容易引起胃痛。还有很重要的一点，即是"小雪首场雪，治骨不能歇"。小雪时节，如果不注意保暖，会患上风寒骨病，中医称为"寒痹"。具体养生方法如下：

◎**要注意保暖防寒，预防风寒骨病**：每晚必用热水泡脚，泡脚时间不得短于20分钟，如果天冷水凉，要随时添加热水。

◎**饮食可喝骨头汤**：骨病冷痛较重、足冰冷、怕寒者，可服金匮肾气丸；也可用附子炖肉吃，将10～15克制附片用布包好后，放入开水先煎两小时，再放入肉中炖一小时，方可吃肉喝汤，制附片不能吃。

◎**预防溃疡病**：天气寒冷刺激胃及十二指肠，会引起溃疡病发作，因此除了要保暖防寒外，饮食也要温热，忌酸冷。

◎**预防咳嗽**：小雪天肺部易受寒而引起咳嗽，要注意常穿背心，可常吃生姜炖羊肺汤。

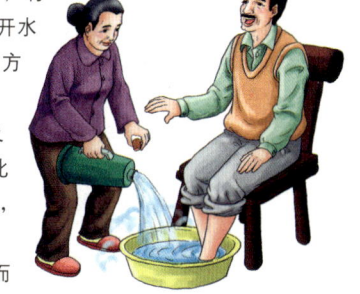

小雪时节用热水泡脚能预防风寒骨病

大雪时节养生法

大雪天，天寒地冻，气候严寒，天冷会导致血管收缩，加重心脑血管疾病的发生或使病情加重。具体养生方法如下：
◎患有高血压、冠心病、动脉粥样硬化的人，冬天应该坚持锻炼，注意保暖防寒，衣服要穿暖，避免过度疲劳，睡眠要充足，还要注意调整心态，避免心理压力过大。
◎大雪天天气寒冷，寒气通于肾，肾容易受寒而引发肾炎，所以腰是尤其要防寒的，肾功能不好者易加重病情，有感冒、咽炎、扁桃体炎者要积极治疗，防止继发肾病出现。
◎预防关节炎，多吃温阳散寒、养血补肾的食物，如生姜骨头汤、生姜炖牛筋、生姜羊肉汤、生姜猪蹄汤等，并加强局部按摩。
◎无论男女老少，饮食多吃温热之品，如羊肉、狗肉、生姜、胡椒等。
◎上班族中午可下楼，离开办公室，到户外晒半小时太阳。不上班者晨练应在上午10~11点，或下午3~4点。

冬至时节养生法

冬至这一天，是日照最短的一天，所以也是阴气最盛、阳气最弱的一天。具体养生方法如下：
◎冬至勿妄泄精，节欲保精，不能过分疲劳；勿妄耗神，心神调和，不要过分劳心，晚上少熬夜；勿妄泄气，节制情绪，不要过分喜怒哀乐，不要过分体力劳动和激烈运动、出汗。
◎冬至应加大进补力度，补气、补血、补阳，正所谓"三九补一冬，来年无病痛。"
◎有心脑动脉粥样硬化者，要预防心绞痛、心梗、脑梗的发生，睡觉时被褥要保暖，睡前若感憋气，要服丹七片；心前区不适时要服速效救心丸；面色苍白、胸痛憋气、冷汗淋漓、烦躁不安者，要立即就医。
◎睡前一小时和晨起后都要喝一杯水，避免血液浓缩。
◎腰部避免受寒，裤子要穿暖，预防肾炎、肾病加重。

小寒时节养生法

小寒表示寒冷的程度，从字面上理解，大寒冷于小寒，但在气象记录中，小寒却比大寒冷，可以说是全年二十四节气中最冷的节气。由于气温很低，小麦、果树、瓜菜、畜禽等易遭受冻寒。具体养生方法如下：

◎**应根据自身情况有选择地进补**：一般来说经过了春、夏、秋季的消耗，脏腑的阴阳气血会有所偏衰，合理进补可及时补充气血津液，抵御严寒侵袭，又能使来年少生疾病。在冬令进补时应食补、药补相结合，以温补为宜。但需注意，青年人机体代谢旺盛，所需蛋白质和热量较老年人多，故青年人应保证足够的饭量，注意粗、细粮的比例搭配，并摄入适量的脂肪。

◎**注意保暖，防寒补肾，敛藏精气，固本扶元**：冬日万物敛藏，养生就该顺应自然界收藏之势，收藏阴精，使精气内聚，以润五脏。如果肾的机能强健，则可调节机体适应严冬的变化。

◎**多吃山楂益处多**：寒冷的天气人们总觉得吃饱了才能御寒，可过饱会加重肠胃负担，而多吃山楂可以促进蛋白脂肪的分解，有利于消化，并且山楂对预防动脉粥样硬化、心脑血管病也有很好的作用。但是需注意的是不要空腹吃山楂。

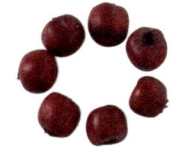

山楂

大寒时节养生法

大寒是全年二十四节气中的最后一个节气，此时天气虽然寒冷，但已近春天，已可隐隐感受到大地回春的迹象。人们开始忙着除旧饰新，腌制腊肉，准备年货，因为春节就要到了。其间还有一个非常重要的日子——腊八，即阴历十二月初八，在这一天，人们用五谷杂粮加上花生、栗子、大枣、莲子等熬成腊八粥，是腊月不可或缺的一道主食。具体养生方法如下：

◎古有谚语"大寒大寒，防风御寒，早喝人参黄芪酒，晚服杞菊地黄丸"，即是指大寒时节要注意防风保暖，补气养肾。

◎女性可以通过药膳来固护脾肾，调养肝血，如当归生姜羊肉汤：当归、生姜各30克，羊肉500克，大火烧沸，小火炖至羊肉熟烂，喝汤食肉。

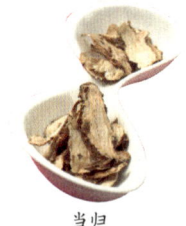

当归

因气血盛衰而主导的十二时辰养生法

内经原文

胆足少阳之脉，起于目锐眦，上抵头角，下耳后……入缺盆，其支者，从耳后入耳中，出走耳前，至目锐眦后……

——《黄帝内经·灵枢·经脉》

肝足厥阴之脉，起于大趾丛毛之际，上循足跗上廉，去内踝一寸，上踝八寸，交出太阴之后，上内廉，循股阴，入毛中，过阴器，抵小腹，挟胃，属肝，络胆，上贯膈，布胁肋，循喉咙之后，上入颃颡，连目系，上出额，与督脉会于巅……

——《黄帝内经·灵枢·经脉》

肺手太阴之脉，起于中焦，下络大肠，还循胃口，上膈属肺，从肺系横出腋下，下循臑内，行少阴心主之前，下肘中，循臂内上骨下廉，入寸口，上鱼，循鱼际，出大指之端……

——《黄帝内经·灵枢·经脉》

大肠手阳明之脉，起于大指次指之端，循指上廉，出合谷两骨之间，上入两筋之中，循臂上廉，入肘外廉，上臑外前廉，上肩，出骨之前廉，上出于柱骨之会上，下入缺盆，络肺，下膈，属大肠。其支者，从缺盆上颈，贯颊，入下齿中，还出挟口，交人中，左之右，右之左，上挟鼻孔。

——《黄帝内经·灵枢·经脉》

十二经脉轮值表

时辰	值时经	时辰	值时经
子23～1点	足少阳胆经	午11～13点	手少阴心经
丑1～3点	足厥阴肝经	未13～15点	手太阳小肠经
寅3～5点	手太阴肺经	申15～17点	足太阳膀胱经
卯5～7点	手阳明大肠经	酉17～19点	足少阴肾经
辰7～9点	足阳明胃经	戌19～21点	手厥阴心包经
巳9～11点	足太阴脾经	亥21～23点	手少阳三焦经

子时需要好睡眠

子时（23点～1点）气血进入胆经。胆经旺，胆汁推陈出新。胆的生理功能是为内脏供应胆汁，帮助食物消化代谢，若不注意按时睡眠，会影响气血回流胆经。

胆经在头侧部循行分布异常密集，胆经气血异常，就容易出现头晕目眩、耳鸣、皮肤粗糙、胸胁疼痛、失眠多梦、易惊、忧愁、神经官能症等。所以成年人最好养成每天子时前就寝的习惯，若这时候不睡觉，就会比一般人容易衰老。

子时阴气最盛，过了子时阴气转衰，阳气开始升发。此时为营卫之气皆归于脏之际，称为合阴，正所谓阳主动，阴主静，此时需要安静。要及时上床安静入睡，以保护初生的阳气。

丑时需要静卧养肝血

丑时（1点～3点）是足厥阴肝经气血最旺的时刻。

肝经属肝络胆，肝藏血，肝脏能贮藏、分配和调节全身的血液及疏导全身功能活动，使气血调和。

人躺下休息时血归于肝脏，肝得到血的滋养人就能看到东西，脚得到血的滋养人就能行走，手掌得到血的滋养人就能把握，手指得到血的滋养人就能抓取。所以养肝血至关重要。

如果丑时仍不静卧休息，血液就要继续不停地"运于诸经"，无法归于肝并进而养肝，所以熬夜加班不但血不能养肝，还消耗肝血。"卧则血归于肝"，人只有休息时，肝脏血流才充分，才能养好肝。

寅时需要深睡养肺

寅时（3点～5点）肺经旺。肺主一身之气，肺朝百脉，也就是说在这个时刻气血由阴转阳，肺经将贮藏的新鲜血液输送百脉，迎接新一天的到来。就是从这个时间段开始，人体的气血根据需要开始重新分配。

这个时间是人从静变为动的开始，是转化的过程，这就需要有一个深度的睡眠。熬过夜的人知道，凌晨三四点钟最难熬，那是因为身体不让你熬，这个时候气机是"肃降"的。如果坚持熬下去，就是在往外、往上调自己的阳气，对人体的伤害非常大。

人睡得最熟的时候正是3点～5点，这个时候恰恰是人体气血由静转动的过程，它是通过深度睡眠来完成的。

卯时需排便

大肠为传导之官，其功能主传化和主津。如果能于此时正常排便，对身体是有帮助的。卯时（5点～7点）气血流注于大肠经，肠经旺，有利于排泄。倘若大便不能顺利排出，毒素停留在体内，或饮食失调、误食不净食物或其他脏腑功能失调，都会引起大肠疾病。大肠经有问题就易出现口干舌燥、腹胀腹痛或肠胃炎、盲肠炎、肠功能紊乱、习惯性便秘等。因此，最好养成每天早起后排大便的习惯，避免宿便产生。可适当喝杯温水，以促进排便。有心梗的人要注意在解大便时不要太用力。

每天早晨天未亮之前即肠鸣泄泻，这叫"五更泄"，也叫"晨泄"。致病原因主要是肾阳虚，命火不足，不能温养脾胃，所以也叫"肾泄"。对于这类腹泻要温补肾阳，平时饮食也可适当补充能改善寒性体质的食物，如羊肉、鹅肉、虾、枸杞子、韭菜、核桃、栗子、胡椒等。中药四神丸也是治疗五更泄的良方。

辰时需要吃早餐调理胃经气血

辰时（7点～9点）气血流注胃经。胃主受纳，腐熟食物。《黄帝内经》上将脾胃的受纳运功能比成仓廪，可以摄入食物，并输出营养物质以供身体需求。此时，胃经旺，如果摄取食物，有利于消化。上午是阳气最足的时候，也是人体阳气气机最旺盛的时候，此时进食早餐最易被消化、吸收、代谢、利用，为人体提供一天所需热量。辰时是胃经气血最旺盛的时候，也是工作的时间，有了胃病，这时候去医院治疗能收到比其他时间就诊更好的效果。如果肠胃受到伤害会出现胀满疼痛、呕吐反胃、口臭、消化不良等症状。如果是受到伤害较轻的慢性病可以自己在此时进行调理。

脾胃经循行于腿的两侧和胸腹部，所以揉搓敲打两腿或推摩胸腹都是滋养脾胃的好方法。老年人消化不好，宜常按摩腹部。可仰卧于床，以脐为中心，沿顺时针方向用手掌旋转按摩20次。还可以在腹部用水袋热敷或艾灸。

巳时要注意养脾

巳时（9点～11点）气血流注于脾经。脾主运化，主肌肉四肢，把胃消化腐熟了的精微物质输送到肌肉腠理当中。脾经旺，有利于吸收营养、生血。上午是大多数人工作的时间，但繁忙的工作之余，不要忘了利用这一养脾最佳时段调理脾经气血。《黄帝内经》有言"久坐伤肉"。脾主肌肉，长时间久坐不动，周身气血运行缓慢，四肢肌肉缺乏血液的濡养，会导致四肢的酸胀疼痛。脾经起于大趾之端，对足部进行按压或用脚趾做抓地动作可以促进脾经的气血循环。也可踩按大脚趾，能有效刺激脾肝经的井穴——隐白和大敦（具体按摩方法见第56～58页），调和肝脾。

午时需要养心

午时（11点～13点），午时阳气最盛，这时人体阳气盛不容易感受阴邪之气的侵袭。午时是阴阳之气互相交接的时刻，过了午时阳气逐渐转衰，此时应该休息一下，以养护身体的阳气。午时心经气血充盈。心经旺，心主血脉有利于周身血液循环，心火生胃土有利于消化。同时心主血脉和神志，应该调养休息。如果血脉运行有障碍，会引起急躁失眠、口舌糜烂等问题。午时还要很好地调养心血，疏通血脉。五脏之中养心最为重要，养心要做到养神。因心主神明，故平时遇事尽量保持心平气和，不过喜也不过忧，与人交往不计较得失，该舍去便舍去，以保持心神的虚静状态。可以在吃过午饭之后，用一手摩擦另一手臂内侧，至有热感为止。

未时促进消化，按摩颈背

未时（13点～15点）气血流至小肠经。《素问·灵兰秘典论》曰：

"小肠者，受盛之官，化物出焉。"小肠的生理功能是受盛化物和泌别清浊。小肠经旺，有利于吸收营养。

手太阳小肠经的经脉循行经过颈肩部，根据"经脉所过，主治所及""腧穴所在，主治所在"的原理，手太阳小肠经的穴位都能治疗颈肩部的病症。小肠经颈肩部的穴位更擅长治疗颈肩部疾患。

那么在小肠经当令的未时就是按摩颈肩的最佳时刻。有肩周炎或颈椎病的人最好在此时做治疗，能起到事半功倍的效果。

申时要多喝水多按摩

膀胱是泌尿系统的主要器官，能储存和排泄尿液，将多余的水液排出体外。此时最宜多喝水，以利于及时排尿，以泻掉小肠中的水液及周身的火气。肾与膀胱互为表里，肾经与膀胱经经气在足部相接，所以可于申时同时按摩膀胱经和肾经，一阴一阳相互补充。

15点～17点是下午工作或学习的最佳时间。这个时间一般工作较上午轻松，工作或坐着看书、看报感到疲倦的时候稍微活动一下身体，如摩擦腰部，以保养五脏六腑。如在户外，可在和煦的阳光下沐日光浴，背对太阳，更是舒适无比。

酉时需要补肾

足少阴肾经在酉时（17点～19点）经气最旺。人体经过申时泻火排毒，肾在酉时进入贮藏精华的阶段。此时运动量不宜过大，也不宜大量喝水，以免增加肾脏的负担。

肾经旺，肾主藏精，有利于贮藏一日的脏腑之精华。肾为先天之本，和心、肝、脾、肺四脏的联系都很密切。而酉时气血流注肾脏，如果肾弱则会出现四肢冰冷、精神萎靡、腰膝酸软、头晕耳鸣、失眠健忘、女性更年期等症状。

肾是先天之本，它的健康程度大多来自父母的遗传，但后天保养也很重要。人过中年就会出现夜尿频多、精力不济、腰酸腿软、失眠多梦、胸闷气短、耳鸣耳聋、发落齿摇、易患感冒、四肢畏寒怕冷等肾虚之症，这时需要通过锻炼经络来修复身体器官的损伤。

肾的经络在腿部后面的内侧，要做一些对肾脏有帮助的运动，下班时骑自行车、散步回家以及上楼蹬楼梯都可锻炼这条经络。

戌时要调养心包经

戌时（19点~21点）心包经气血充沛，可再一次增强心的力量，心火生胃土有利于消化，此时为晚餐时间，心包经旺，则有助于人们消化、吸收，强健身体。

心包是心的保护组织，可清除心脏周围外邪，使心脏处于完好状态。

此时要保持心情愉快，可以与家人或朋友一起谈谈天或一起晚餐。此时是心包经与脑神经活跃的时间，是看书的最佳时间。

另外，由于戌时阴气正盛，阳气将尽，此时要为入眠做准备。晚餐后要休息，如果运动，以散步方式最好，不要剧烈运动，否则容易失眠。

亥时需要防病、休息

亥时（21点~23点）阴气更重，阳气更弱，气机下降。此时的养生关键：有心肾疾病、低血压、低血糖、阳气虚者，应在此时及时服药，以预防夜半病发；此时还是入睡的最佳时期。另外，睡前要少喝水，容易患水肿的人睡前不宜多喝水。

亥时三焦经值班。三焦经掌管人体诸气，人体诸气皆通过三焦而输布到各脏腑。三焦通百脉，是人体气血运行的要道，也是六腑中最大的脏腑。

人如果在亥时睡眠，百脉就可以得到休养，对身体十分有益。所以亥时应及时安睡，在静卧安睡中静养子时初生的阳气。人进入睡眠，百脉休养生息。如果三焦经出现障碍时就容易出现听觉模糊、咽喉肿胀、喉部或眼睛疼痛、耳鸣、肩臂、手肘、前臂的背侧部疼痛等症状。

无论是站着、坐着还是躺着的时候，都可以做一下八段锦的第一个动作"两手托天理三焦"，宛如伸懒腰，有助于按摩三焦经的原穴，以调理三焦。

养生先要养性情

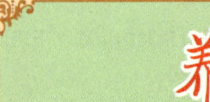

内经原文

余知百病生于气也,怒则气上,喜则气缓,悲则气消,恐则气下,寒则气收,炅则气泄,惊则气乱,劳则气耗,思则气结。

——《黄帝内经·素问·举痛论》

性情与五脏、疾病密切相关

古人认为人体内有五脏,化生五气,产生了人的七情,即喜、怒、忧、思、悲、恐、惊,以之配五脏,称之"五志"。心在志为喜,肝在志为怒,脾在志为思,肺在志为忧(悲),肾在志为恐(惊)。如果七情调和,脏腑就会气顺血充。

当人沉湎于思考或焦虑时,往往会出现饮食无味、食欲下降,长时间焦虑会导致营养不良,有的女性因为工作紧张、思想高度集中导致月经量少、经期紊乱等,这与脾主统血的功能相一致;当人因忧愁而哭泣时,会痛哭流涕,肺气盛,黏液分泌增多,所以涕就从鼻中流出了,忧愁悲伤哭泣,还会导致声音嘶哑、呼吸急促,会使人的面部皱纹增多;人受惊恐的刺激,对机体气机的运行可产生不良的影响。"恐则气下",是指人在恐惧状态中,上焦的气机闭塞不畅,可使气迫于下焦,则下焦产生胀满,甚则遗尿;"惊则气乱",则是指机体正常的生理活动,可因惊慌而产生一时性的紊乱,出现心神不定、手足无措等现象。

性情养生法

□ 恬淡虚无

"恬淡虚无"即是讲以清静为本,无忧无虑,静神而不用。只有心里清静，才能调心养神守精，心静神安，精气逐渐充盛，形体健壮，真气内生，邪不可侵；心神躁动不安，精气日益耗损，使形气早衰。要想达到心静，就必须专心致志，去除杂念，调畅情志，在生活中保持达观处世的态度，乐观平和。如果精神紧张或身心疲劳，可以到户外伸展四肢，活动身体各个关节，然后静坐，闭目养神，深呼吸几次，使自己思绪冷静，精神内守，心平舒畅。

□ 节制情志法

节制即是调和情感，防止七情过激，如少怒、少愁等。只有善于避免忧郁、悲伤等不愉快的消极情绪，处于怡然自得的乐观状态，才会提高大脑及整个神经系统的功能，避免焦虑、失眠、头痛、神经衰弱等症状的出现。养生调理时要遇事戒怒，宠辱不惊。遇到事情首先要冷静，才能积极思考，想出解决问题的方法。

□ 转移情绪法

把隐藏在心里的不良情绪投射到某物或某人身上。如过度脑力劳动引起紧张烦躁，可以通过唱歌、游戏等方式来分散注意力，缓解情绪。转移情绪的方法多种多样，如旅游转移法、阅读转移法、唱歌转移法、听音乐转移法、打球转移法、观赏电影转移法等。

□ 疏泄情志法

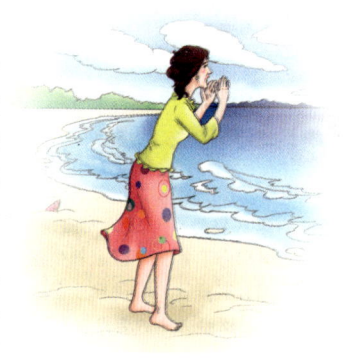

当遇到不幸而悲痛万分或心有不平之事时，要学会合理疏泄。疏泄的方法有很多种，每个人可以根据自己的情况，选择适合自己的疏泄情志方法，如与人聊天、大喊大叫、跳舞逛街等。与人谈话聊天，可以建立信心，消除烦恼之情；无拘无束地大喊大叫，能够宣泄内心的郁积，从而使心里感觉舒畅，使精神状态恢复平衡；运动也可以发泄心理的紧张，缓解愤怒。

有时喊叫也可以宣泄心中的烦恼

养生还要养睡眠

内经原文

壮者之气血盛，其肌肉滑，气道通，营卫之行不失其常，故昼精而夜瞑。老者之气血衰，其肌肉枯，气道涩，五脏之气相搏，其营气衰少而卫气内伐，故昼不精，夜不瞑。

——《黄帝内经·灵枢·营卫生会》

睡眠对人的重要性

睡眠是人的一种生理需要。人在睡眠状态下，身体各组织器官大多处于休整状态，气血主要灌注于心、肝、脾、肺、肾五脏，使其得到补充和修复。睡眠养生法，就是根据自然与人体阴阳变化的规律，采取科学合理的睡眠方法和措施，以保证睡眠质量，调整机体功能，消除疲劳，恢复体力，养精蓄锐，从而达到防病治病、强身益寿的目的。如果失眠，那么第二天就会表现为无精打采、面色晦暗、食欲下降、眼皮水肿、有黑眼圈、便秘等。

睡眠养生的要点

很多人累了、乏了，倒头就睡，但是有没有想过，在不良睡眠习惯或错误的睡眠姿势下，疲劳无法得到缓解，而且也不利于自身的健康和长寿。如果用心了解一下睡眠养生法，调整床铺舒适度、枕头高矮、睡眠方式等，那么既能让身心得到全面的休息，又能在每日的睡眠中预防疾病，护身养生。睡眠养生的要点主要有以下几点。

□ 保证足够的睡眠时间

一般说来，新生儿每天睡眠时间为16～18小时；3～5岁儿童每天睡眠时间为10~12小时；10岁以后每天睡眠时间不要超过10小时；青春期后每天睡眠7~8小时为宜；中老年人睡眠时间以6~7小时为宜。

☐ 床的高度要适宜

要注意卧床适宜，床宜高低适度。一般说来，以略高于就寝者膝盖水平为宜。成年人的床高0.4~0.6米；床宜稍宽大，床铺宜长于就寝者0.2~0.3米；床面软硬适度，过硬全身肌肉不能彻底放松，过软脊柱周围韧带和椎间关节负荷过重，引起腰痛。

☐ 要有正确的睡姿

一般都主张向右侧卧，微曲双腿，全身自然放松，一手屈肘放松，另一手自然放在大腿上。这样，心脏位置较高，有利于心脏排血，并减轻负担；肝脏位于右侧较低，可获得较多供血，有利于促进新陈代谢。

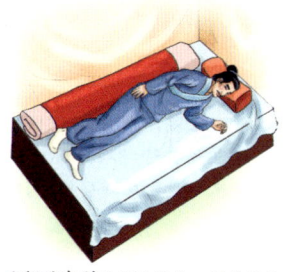

右侧卧有利于心脏供血，滋养肝脏

☐ 枕头的高度要适宜

枕头一般离床面5~9厘米为宜；过低会使头部血管过分充血，醒后出现头胀面浮；过高会使脑部血流不畅，易造成脑血栓而引起缺血性中风。

☐ 要养成良好的睡前习惯

中医认为"胃不和则卧不安"，所以，晚饭不宜吃得过饱，睡前2小时不宜进餐，也不宜吃刺激性和兴奋性食物。睡前宜梳头，宜用热水浴足。

☐ 在正确的时间入睡

晚上9点到凌晨3点是养肝护胆的最佳时间。人如果长时间过子时(即23点~1点)不睡觉，可引起肝血不足伤及肝胆。初期会有眼圈黑、眼睛干涩、疲倦、头晕、头痛、心情烦乱、精神疲倦、注意力不集中、记忆力下降等表现，严重的还会出现脏腑失衡和各种病症。心主一身之血脉，若肝的储藏和调节血液的功能受损，会造成心脏供血不足从而引起心脏病、高血压等心脑血管疾病。

养生随时养居处

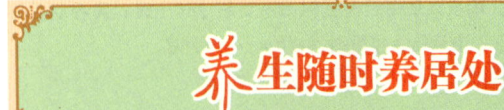

内经原文

黄帝曰：医之治病也，一病而治各不同，皆愈何也？岐伯对曰：地势使然也。

——《黄帝内经·素问·异法方宜论》

在论述起居养生理论中，《黄帝内经》提出人们生活的居室环境、居室结构等均与身体健康有关。在《黄帝内经》思想的指导下，人们越来越重视生活环境与健康之间的关系。

居处养生与健康息息相关

大人在辛苦的工作后，孩子在繁重的学习后，都要回到家里休息、放松，每天的大部分时间都是在自己的居室里度过，因此中医养生理论就提出了养生需要居处。

居室养生的要点

为了让居室发挥养生的作用，可以按照几下几点去做。

□ 居室朝向要因地制宜

就我国的地理位置而言，房屋的朝向一般以坐北朝南为佳，既具有"冬暖夏凉"的优点，又有利于室内采光、通风及温度、湿度的调节。人们将位于南面的居室称为"朝阳"的房间，位于北面的居室称为"背阴"的房间，而位于东西的居室分别称"东房"或"西房"。有人认为，朝阳的房间有利于胃肠疾病的康复，并对防治骨质疏松有益；背阴的房间有利于高血压的康复，而东、西房间则是神经衰弱患者较为理想的康复环境。

□ 居室空间分配要合理

居室高度以最高不超过3米,最低不低于2.6米为宜,如居室需要吊顶,居室的高度一定要大于2.9米,否则会有压抑感。

居室面积可根据各个家庭的经济状况灵活掌握,一般家庭以客厅面积25~30平方米、餐厅面积15平方米左右、卧室面积以10~15平方米为宜。为了室内的采光条件和空气流通,窗户与居室面积的比例不应小于1:5,否则不利于人体健康。

□ 不能有居室环境污染

居室环境污染的主要来源是建筑装饰材料、厨房燃气等,所以在装修时应尽可能地使用环保材料,厨房还应设有通风装置。室内或阳台可种植一些终年常青的花木,茶几案头摆放一些鲜花嫩草,养些观赏鱼,不但可以美化居室环境,更使居室生机盎然,充满情趣。

□ 室内温度和湿度要适中

最佳的室温以22~25℃为宜。相对湿度以40%~60%为宜。但由于自然界的四季气候变化不同,居室的小气候也应适当调整。夏季室温以25~28℃、湿度以低于70%为宜,冬季以18~25℃、湿度以大于30%为宜。一般来讲,室内的昼夜温差最好不要超过6℃,相对湿度在30%~70%。

□ 室内色调要适宜

居室墙壁的色调对人的情绪有一定的调节作用。淡蓝或淡绿色为冷色调,给人以清新、宁静、安详的感觉,具有缓解情绪、调节血压的作用,较适用于患有高血压或精神紧张、失眠的人,卧室多以冷色调为主;淡橙(红)及淡黄色为暖色调,给人以温暖、兴奋、热烈的感觉,客厅多以暖色调为主。

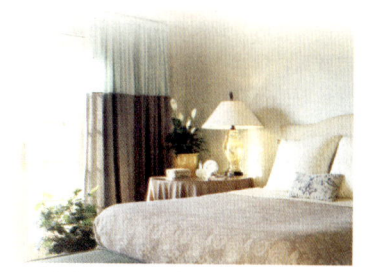

色调温馨的居室环境能缓解人的不良情绪,对人体健康也颇有益处

养生更要养房事

内经原文

今时之人不然也，以酒为浆，以妄为常，醉以入房，以欲竭其精，以耗散其真，不知持满，不时御神，务快其心，逆于生乐，起居无节，故半百而衰也。

——《黄帝内经·素问·上古天真论》

所谓房事，也叫房中术，指的是性生活。房事养生是健康长寿中必谈的话题之一。

了解房事中的七损与八益

□ 什么是七损

具体而言，"七损"是指性生活中"闭、泄、竭、勿、烦、绝、费"七种会损伤人精气的情况。"闭"是指性生活时阴茎疼痛，精道闭塞，不能射精，甚至无精可射；"泄"是指性生活时大汗淋漓不止，阳气外泄；"竭"是指因性生活无节制，交合频繁，导致精液亏耗枯竭；"勿"是指想要交合时，却阳痿不举，不能交合；"烦"是指在交合时呼吸急促，神志昏乱，烦躁不安；"绝"是指因女性性冲动较慢，男性如在女性未产生性欲时强行交合，就会严重损害女性身心健康，影响性生活和谐和夫妻感情；"费"是指在性生活时，双方仓促图快，徒然浪费精力，而达不到双方性满足之目的。

□ 什么是八益

"八益"是指性生活中"治气、致沫、知时、蓄气、和沫、积气、待赢、定倾"八种能补益人精气的行为。"治气"是指早晨起床时静坐，伸直腰背，放松臀部，收缩肛门，用意念导气下行至前阴部，使精气流畅，精力旺盛；"致沫"是指呼吸新鲜空气，吞服口中唾液，伸直腰背，蹲成马步姿势，收缩肛门，用意念导气下行至前阴部，使阴液充足，不断产生；"知时"是指在性生活之前，男女双方要互相爱抚，嬉戏娱乐，待双方都产生强烈性欲时再进行交合；"蓄元"是指在交合时要放松腰背部肌肉，收缩肛门，用意念导气下行至阴部，使其充满精气；"和沫"是指在交合时不要急速粗暴，而应尽量轻柔和缓，使阴部分泌物逐渐增多，以润滑双方阴器；"积气"是指在交合时不要贪欢恋快，缠绵不已，或反复交合，而应及时终止，使双方不致过于疲劳，"待赢"是指性生活将结束时，用意念纳气运行于脊背部，不要摇动，收敛精气，导气下行，安静休息片刻；"定倾"是指性生活结束时，应将余精洒尽，在阴器尚未完全疲软时抽出。

了解房事禁忌

在忧愁恼怒、情志抑郁、醉酒的情况下，应当严禁行房，否则神精俱伤，有如雪上加霜，不但会加重身体的疲劳和损伤，而且还可能带来各种严重的疾病。倘若在此种情况下交合成孕，则极不利于优生优育。年老之人，看书眼花，走路脚软，饮酒气喘，多语痰生，都不是青少年时期可比的，必须事事看破，谨戒房事，务使精神坚实，方可延年永寿。

控制房事频率

古人认为房事频率应为"二十（岁）者，四日一泄；三十者，八日一泄；四十者，十六日一泄；五十者，二十日一泄；六十者，闭精勿泄，若体力犹壮者，一月一泄。"但是，这些房事频率并不能成为每月行房次数的绝对标准。养生者可根据自己的年龄、体质、生活条件、劳逸情况和精神状态等选择适合自己的房事频率。

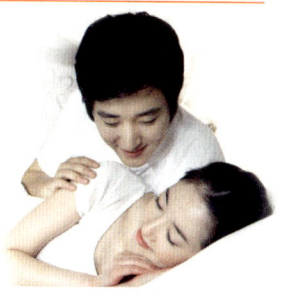

重视房事中的方式方法是养生保健的要点

49

养生需重视劳逸结合

内经原文

岐伯对曰：上古之人，其知道者，法于阴阳，和于术数，食饮有节，起居有常，不妄作劳，故能形与神俱，而尽终其天年，度百岁乃去。

——《黄帝内经·素问·上古天真论》

劳逸结合养生法的原则

□ 劳要量力而行，逸要适可而止

劳动要根据自己身体的具体情况来进行选择，强度要轻重适当，不能过重过强，如果劳动强度过大，就会对身体不利，要注意调整工作时间，不能长时间持续进行，避免造成劳损。劳动后要适当休息，并不是休息时间越长越好，因为休息时间长，身体不活动，气血运行不畅，反而容易导致疾病发生。

□ 劳要有条不紊，逸要丰富多彩

中医养生强调劳动工作要轻重搭配，使繁重的工作尽可能轻松一些。工作时不要因为急于完成任务而使自己过于疲劳，要适当地将繁重的工作分段进行，中间可穿插轻松些的工作。逸要丰富多彩，除了静卧、睡觉，还可以读书看报、聊天看戏、散步赏花、听音乐等，多种形式的休息更有利于消除疲劳。

□ 劳逸结合，交错进行

劳逸之间要相互促进，相互结合，从事一定量的劳动工作后，要充分休息，休息后再工作，效率才能更高。如长时间在电脑前工作后，要放松一下，可以调整体位、改变姿势或站起来做扩胸运动等。

缓解疲劳健身法

【具体做法】

1. 两手搓面，可使面部血液通畅，面色红润有光泽（图①）。
2. 用十指或梳子梳头发，可以使头脑清醒，疲劳消除（图②）。
3. 闭目，双眼球左旋右转各四遍，闭目片刻，忽大睁开，可清肝明目，常做眼保健操也有同样的作用（图③）。
4. 用两手掩耳，低头仰头各5~7次，能使头脑清醒，去除杂念，并能除头晕之疾（图④）。
5. 每天清晨睡醒之时，叩齿36次，能使牙齿坚固（图⑤）。
6. 每日闭口调息，舌舔上腭，呼吸均匀和缓，能使气体通畅，津液自生。
7. 平时口中有津液(唾液)，应随时咽下，可健脾胃，帮助消化。
8. 随鼻吸气，经常做提肛动作，稍停，然后缓慢呼气，常做有益健康。

【注意事项】每个步骤都要注意力度，不宜用力过大。

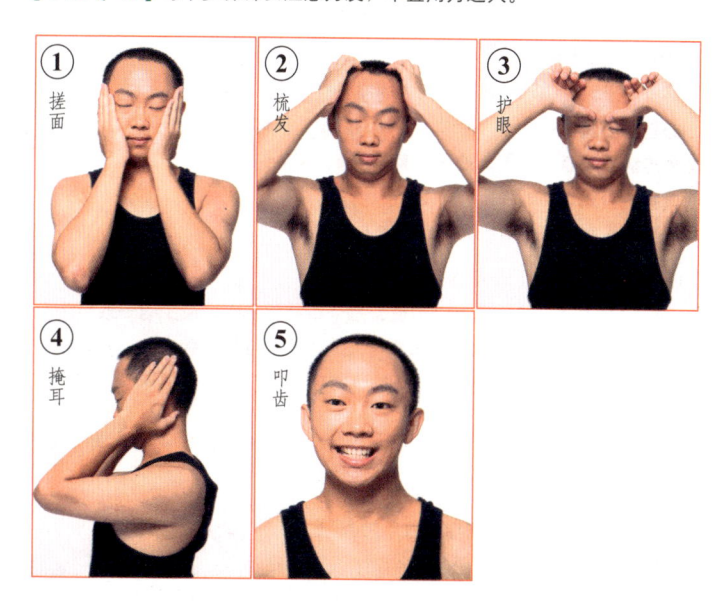

① 搓面
② 梳发
③ 护眼
④ 掩耳
⑤ 叩齿

黄帝内经中的养心精华

内经原文

是动则病手心热，臂肘挛急，腋肿，甚则胸胁支满，心中大动，面赤，目黄，喜笑不休。是主脉所生病者，烦心，心痛，掌中热。

——《黄帝内经·灵枢·经脉》

经络养心法

《黄帝内经》中提到，人体五脏之腑滋养均可通过调养经络得到实现。由此可见，欲养心，可从心包经入手，效果十分显著。

□心包经主治病症

多用于治疗心与心包及心所主的神智疾患等。

◎**心包、心胸病**：心痛，心悸，心烦，胸闷，胸痛。
◎**神志病**：不寐，多梦，癫狂，痫证，小儿高热惊厥。
◎**胃病**：胃痛，呕吐，呃逆等。
◎**经脉病**：肘臂痛，掌心热。

□心包经上养心穴位大公开

心包经这条经络仅有九个穴位，是十四经脉中穴位最少的一条经络。穴位虽然很少，但它们的作用却非常大，有些穴位是专病专穴，是其他的穴位无法取代的。因心包代心受邪，心包经上的大药也是救命要穴。

>> 郄门

郄门穴在腕横纹上5寸两条筋之间。郄门为急救要穴，用大拇指用力点按郄门穴，可有效防止心绞痛（图①）。

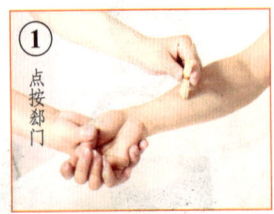

① 点按郄门

>>劳宫

劳宫穴在手掌心，在第二、三掌骨之间偏于第三掌骨，握拳屈指时中指尖处。劳宫为心包经之荥火穴，能清心泻火，治疗口舌诸病。因"荥主身热"，偏于泻心火的功效，所以本穴可用于口腔科病证如口疮、齿龈溃烂、口臭等。劳宫穴可有效缓解紧张情绪，对劳宫穴给予刺激，能积极地对抗由于日常生活所致的紧张等情绪。劳宫穴还是治疗晕车的要穴。如果觉得心慌或情绪紧张了，就揉揉劳宫穴，或攥紧拳头，就可以平复情绪（图②）。

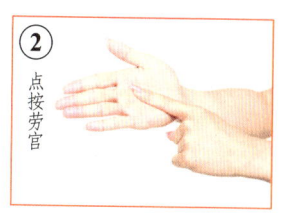

②点按劳宫

《养心生活术》

□ 中医推荐的四种养心食物

除了穴位按摩，还可以通过吃一些养心的食物来达到养心目的。研究人员发现，很多食物都对心脏有益，在日常生活中可以多食用一些。其中有：

◎**核桃**：核桃含有丰富的B族维生素和维生素E，可防止细胞老化，能健脑、增强记忆力及延缓衰老。核桃中还含有特殊的维生素成分，不但不升高胆固醇，还能减少肠道对胆固醇的吸收，适合动脉粥样硬化、高血压和冠心病病人食用。

◎**禽肉**：鹅肉和鸭肉的化学结构很接近橄榄油，对心脏有极大的帮助，尤其是老人可适当多吃点。而鸡肉是公认的"蛋白质的最佳来源"，老人和孩子经常食用更有益于健康。

◎**燕麦**：燕麦中所含的β-葡萄糖是很特殊的保健功能因子，能减轻高血脂，具有明显的降低血清总胆固醇、甘油三酯和低密度脂蛋白作用，还具有升高血清高密度脂蛋白的功效。同时对原发性与继发性高血脂也有一定的疗效，对继发性高甘油三酯血症的疗效更优。对预防心脑血管疾病也有显著功效，是一种有益于心脏的食物。

◎**苹果**：苹果中含有丰富的膳食纤维，平时多吃一些苹果可满足人体对膳食纤维的需求，降低心脏病发病率，还可以减肥。

黄帝内经中的养肺精华

内经原文

是动则病肺胀满，膨胀而喘咳，缺盆中痛，甚则交两手而瞀，此为臂厥。是主肺所生病者，咳上气，喘渴，烦心，胸满，臑内前廉痛厥，掌中热。气盛有余，则肩背痛，风寒汗出中风，小便数而欠。气虚则肩背痛、寒，少气不足以息，溺色变。

——《黄帝内经·灵枢·经脉》

经络养肺法

肺在五脏六腑中的地位很高，是人体内的宰相，直接或间接地影响全身血脉，各脏腑的盛衰情况必然在肺经上有所反映。所以调养好肺经就相当于滋养肺部，也是对其他脉腑进行养护的一种方式。

□ 肺经主治病症

主治咳、喘、咯血、咽喉痛等肺系疾患，及经脉循行部位的其他病症。

□ 肺经上养肺穴位大公开

学习中医经络，第一条要讲的总是手太阴肺经。其实肺经的功效何其巨大，上可疏解肝经之郁结，中可运化脘腹之湿浊，下可补肾中之亏虚。如果一个人肺有问题，肺在志为魄，肺气不足，常表现为缺乏"魄"力，常见少气乏力，连说话声音都很小，动则气喘，体虚易感冒等。肺经上有很多养肺、治肺的要穴，经常按摩，助益颇佳。

>>尺泽

尺泽穴在肘横纹中，肱二头肌腱桡侧凹陷处。因为它是肺经的合穴，"合主逆气而泄"，这个穴位就擅长治疗因肺热引

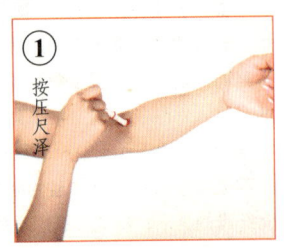

① 按压尺泽

起的疾病,也擅长清泻肺热。在东北地区,常常有人在感冒发热时,会在尺泽穴放血以退热,因其疗效很好,这种做法现在还在用(左页图①)。

>>太渊

太渊为肺之原,合于寸口,肺朝百脉,为脉之大会,点按太渊穴能很好地调养心血,疏通血脉。此穴为肺经原穴,补气效果极佳,如有气短的感觉,也可以针刺该穴来缓解。定喘的效果也很好,只需按揉即可(图②)。

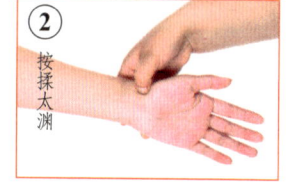

按揉太渊

>>少商

商,五音(宫、商、角、徵、羽)之一,与肺同属金。该穴属手太阴肺经,位居肢体末端,脉气细小,故而得名。在拇指桡侧,指甲角0.1寸处。本穴有泄热开

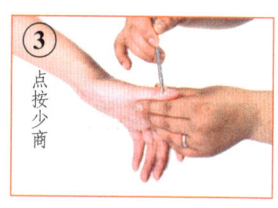

点按少商

窍、回阳救逆、利咽镇痉、清除肺热的功效,是急救穴位之一。急性咽喉肿痛,三棱针点刺出血马上见效。平常也可以用指甲掐一掐(图③)。

【养肺生活术】

□ 以气养肺

肺主气,司呼吸。清气和浊气在肺内进行交换,所以吸入气体的质量对肺的功能有很大影响。为了让肺有一个干净的环境,要戒烟,远离二手烟,不要在空气污浊的地方停留时间过长。

□ 以水养肺

肺部的水分会随着气的排出而散失。而干燥的空气更容易带走水分,给肺黏膜和呼吸道造成损伤。这就是中医所说的燥邪容易伤肺。因此,要及时地为身体补充水分来养肺。

□ 以笑养肺

肺在志为悲忧,悲伤忧愁的情绪对肺的损伤非常大,而笑为心声,能很好地克制忧伤。事实上笑能使胸廓扩张,增大肺活量。所以笑有助于宣发肺气。所以为了养肺,日常生活中就要经常笑一笑。

黄帝内经中的养肝精华

内经原文

是动则病腰痛不可以俯仰,丈夫(扩贵)疝,妇人少腹肿,甚则嗌干,面尘,脱色。是主肝所生病者,胸满,呕逆,飧泄,狐疝,遗溺,闭癃。

——《黄帝内经·灵枢·经脉》

经络养肝法

肝健康与否直接影响到人体的健康,而肝经则是调节肝功能的主要经络,肝经畅则肝功强。

□肝经主治病症

本经经穴主要用于肝脏及与肝脏有密切关系的胆、胃、肺等部位的疾病。

◎**肝胆病**:胁痛,黄疸。

◎**脾胃病**:呕吐,腹满,食欲不振。

◎**妇科病**:崩漏,月经不调,带下。

◎**少腹、前阴病**:淋证,遗尿,癃闭,疝气。

◎**外经病**:下肢痿痹,巅顶痛,目赤肿痛。

□肝经上养肝穴位大公开

从肝的经脉循行特点来看,足厥阴肝经线路较长,从足到头,纵贯全身,其间经过许多部位,涉及许多器官组织。这些特定的部位及器官组织成为肝在生理状态下的功能体现和病理状态下的病变反映。它们所表现出来的病症与肝关系密切。

>> **大敦**

大敦穴在足大趾末节外侧,距趾甲角

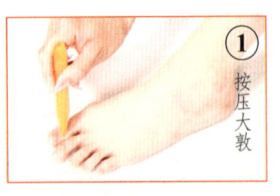

① 按压大敦

0.1寸，可疏肝理气，缓急止痛。肝经绕阴器，是十二经脉中直接与外阴联系的经脉，所以取本穴能治疗疝气、子宫脱垂、阴痒等生殖器官等病症（左页图①）。

>> **太冲**

太冲为肝经原穴、输土穴。原穴具有较好的调理肝经气血的功效，输穴可止痛，故可治疗因阴虚肝旺，心肾不交，肝郁气滞血瘀所致的各种疾患。当患有巅顶痛时，盘腿端坐，用左手拇指按太冲穴（足背第一、二趾骨之间）沿骨缝的间隙按压并前后滑动，然后用左手按压右足大敦穴，按摩3~5分钟即可缓解头痛（图②）。

>> **蠡沟**

在小腿内侧、足内踝尖上5寸，胫骨内侧面的中央。可疏肝理气，调经止带，专门调和肝胆。络脉主病，气逆则睾肿卒疝，实则挺长，虚则暴痒。蠡沟可以用来治疗水疝、阳强、阴痒等络脉病症都有很好的疗效（图③）。

养肝生活术

▢ 保持心情舒畅

肝喜疏恶郁，所以生气发怒会导致肝脏气血瘀滞不畅而最终形成疾病。春季肝功能活跃，肝火特别旺。当你感觉自己特别愤怒时，一定要立刻提醒自己，发怒对肝的伤害是非常大的，不利于身体健康。应该把自己的怒火通过适当的方式发泄出去，同时还要及时把积聚在心中的不良情绪通过适当的方式发泄出去，尽量保持心情舒畅，这样有利于养肝。

▢ 适量运动有助于养肝

中医认为，肝主筋，运动可以舒筋活络，有益于养肝。所以适量运动是养肝的好方法。而且进行适量的锻炼，也能够增强免疫力与抗病能力。每个人应根据自己的身体状况，来选择适宜的运动，来养肝护肝并增强免疫力。如散步、做操、踏青、打太极拳、放风筝等都是很好的运动方式。

黄帝内经中的养脾精华

内经原文

是动则病舌本强,食则呕,胃脘痛,腹胀,善噫,得后与气,则快然如衰,身体皆重。是主脾所生病者,舌本痛,体不能动摇,食不下,烦心,心下急痛,溏瘕泄,水闭,黄疸,不能卧,强立,股膝内肿厥,足大趾不用。

——《黄帝内经·灵枢·经脉》

经络养脾法

脾是脾经上的主要脏器,脾经主要治疗与脾脏有密切关系的疾病,所以养脾即要养脾经。

□脾经主治病症

主要用于治疗与脾脏及脾经有密切关系的胃,心,肺,肝,肾的有关疾病。

◎**脾胃病**:腹胀,腹痛,泄泻,便秘,肠鸣,胃脘痛。
◎**妇科病**:不孕,滞产,月经不调,崩漏,带下。
◎**前阴病**:小便不利,遗尿,遗精。
◎**循经病**:下肢痿痹,脚气。

□脾经上养脾穴位大公开

足太阴脾经,从足大趾前端沿内侧上行足内踝前,循行于下肢内侧和胸腹部的外侧,最后注入心中,与脾胃心联系密切。其中,脾胃是气血生化之源,隐白、三阴交、血海都是治血要穴。妇女以血为用,这些穴位都是治疗妇科病的要穴。

>>隐白

隐白在足大趾末节内侧,距趾甲角0.1寸。隐为藏匿;白为金色,为土所生。此为土之井穴，土气就是从这里发生，同时金气也开始隐伏。隐白为足太阴脾经的井木穴，木气通于肝。脾统血，肝藏血，隐白补脾摄血，配血海、三阴交可治疗月经过多、崩漏，是古今治疗妇产科诸血证的要穴。另外，隐白还可健脾宁神，善治腹胀、善呕、癫狂等症（图①）。

>>三阴交

三阴交位于胫骨后缘靠近边凹陷处，是脾、肾、肝三条经脉相交之处，是治妇科病的灵丹妙药。三阴交位于内踝尖上3寸，胫骨后缘。该穴有摄血、凉血、补血、活血等作用，除了用于上述妇科及泌尿、生殖、消化系统疾病外，还广泛用于心悸、怔忡、失眠、脏燥、健忘、眩晕、夜盲、青盲、吐血、咯血、鼻衄、便血、过敏性紫癜、流行性出血热、再生障碍性贫血等与血有关的一切病症。按摩此穴，可防治月经不调、痛经、白带多、崩漏、盆腔炎、腹痛、腹泻、消化不良、神经衰弱等（图②）。

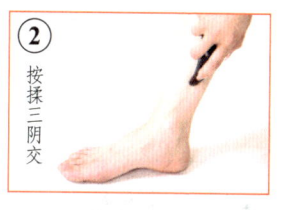

>>血海

血海穴在髌骨缘上2寸。按血海可健脾化湿，有效治疗隐疹、湿疹、丹毒。血海是治疗皮肤病和妇科病的要穴（图③）。

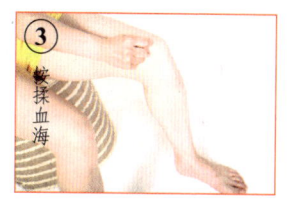

【养脾生活术】

平时可以多吃一些具有补脾作用的食物进行食补。宜吃的有性平味甘或甘温之物；营养丰富、容易消化的食品。忌吃的有性质寒凉，易损伤脾气的食品；味厚滋腻，容易阻碍脾运化功能的食品；利气消积，容易伤脾的食品。

在日常的饮食中，可以按照上面的原则进行搭配。注意饮食调养也是养脾的一个重要方面。

黄帝内经中的养肾精华

内经原文

是动则病饥不欲食,面如漆柴,咳唾则有血,喝喝而喘,坐而欲起,目(䀮䀮)如无所见,心如悬若饥状。气不足则善恐,心惕惕如人将捕之,是为骨厥。是主肾所生病者,口热,舌干,咽肿,上气,嗌干及痛,烦心,心痛,黄疸,肠澼,脊股内后廉痛,痿厥,嗜卧,足下热而痛。

——《黄帝内经·灵枢·经脉》

经络养肾法

肾经上分布着许多滋养肾脏的穴位,因此要想从多方面改善肾脏功能,就需要调理肾经。

□肾经主治病症

多用于治疗肾病,肺病,咽喉病,前阴病,妇科病,以及经脉所过部位的病变。

◎**妇科、前阴病**:月经不调,带下,阴挺,遗精,遗尿,癃闭。
◎**肾虚证**:耳鸣,耳聋,腰痛,咽痛,气喘,消渴,齿痛。
◎**外经病**:足心热,下肢痿痹,股内后侧痛。

□肾经上养肾穴位大公开

足少阴肾经起于足底涌泉穴,止于胸前的俞府穴,主要循行于下肢的内侧和躯干的前面,沿前正中线的两则。肾经的穴位中内侧涌泉位于脚底,其他的穴位都位于腿足的内侧或胸腹,大都藏得很深。

≫涌泉

涌泉穴是足少阴肾经的起始穴位,位于足前部凹陷处第二、三趾趾缝纹头端与足跟连线的前1/3处,是一个滋养肾脏的重要穴位,经常按摩此穴,有强壮筋骨、益精填髓、补肾壮阳的功效。中医自古就有临睡搓脚心百次可延年益寿的说法。同时，涌泉也是养生的必用之穴。涌泉穴作为阴经井穴，穴性属木，与肝经同气相求，用之可以疏解肝郁、镇惊熄风而宁神；并主"心下满"，还可以治疗因胸闷或胃肠胀满导致的失眠。每天夜里在临睡前，将两手心搓热，对搓两足心（涌泉）极热，存意念吸气入涌泉穴，停留不去，久久行之，高枕无忧，屡试屡验（图①）。

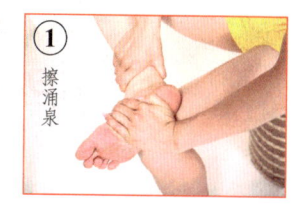

>> **太溪**

太溪穴在足内侧，内踝后方，当内踝尖与跟腱之间的凹陷处。太溪穴是足少阴肾经原穴，具有较强的补益肾气作用。针刺太溪对全身很多脏腑器官均有调整作用。太溪穴既补肾气，又滋肾阴，作用比地黄丸还要强（图②）。

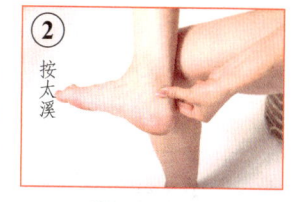

>> **复溜**

复溜穴在小腿内侧，太溪直上2寸，跟腱的前方。本穴为肾经金穴，为本经母穴，凡肾经虚证，均可针本穴补之。复溜穴是治疗汗症的要穴，可补肾益阴，治疗遗精等，常常配合谷穴一同使用。

>> **筑宾**

筑宾穴在小腿内侧，太溪上5寸，腓肠肌肌腹的内下方。筑宾穴是肾经上的解毒要穴，可治药物中毒、梅毒（配委中点刺出血）等（图③）。

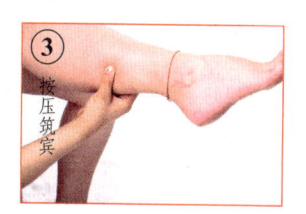

〖养肾生活术〗

◎经常进行腰部活动可以健运命门，补肾纳气。
◎充足的睡眠也是恢复精气神的重要保障，即使工作再紧张，烦心事再多，到了该睡觉的时候也要按时休息。
◎多吃一些豆类蔬菜，如扁豆、刀豆、豌豆、豇豆等。
◎肾脏病患者可以多吃海带。

胆为中正之官

内经原文

是动则病口苦,善太息,心胁痛,不能转侧,甚则面微有尘,体无膏泽,足外反热,是为阳厥。是主骨所生病者,头痛,颔痛,目锐眦痛,缺盆中肿痛,腋下肿,马刀侠瘿,汗出振寒,疟,胸、胁、肋、髀、膝外至胫、绝骨、外踝前及诸节皆痛,小趾次趾不用。

——《黄帝内经·灵枢·经脉》

经络养胆法

胆贮藏、排泄胆汁,其与小肠的消化吸收功能有关,是人体消化的重要器官。胆的养生对人体的消化吸收非常重要。

□心包经主治病症

主要治疗肝胆、头面五官疾病及经脉循行所过部位的病证。

◎**头面五官疾病**:侧头,目疾,耳疾,胸胁病,咽喉病。

◎**肝胆病**:黄疸,口苦,胁痛,呕吐。

◎**外经病**:颈项强痛,落枕,腰腿痛,半身不遂,下肢痿痹。

□胆经上养胆穴位大公开

胆之味为苦,味入骨,所以胆主骨所生之病;又骨为干,其质刚,胆为中正之官,因此胆腑有病则会伤于骨。胆经上的腧穴主治骨所发生的疾病,对头、腰、膝、关节痛有特殊疗效。

≫风池

风池穴属足少阳胆经,位于脑后,与风府穴相平,因为此穴擅长祛除风邪,风邪又是许多疾病的致病因素,所以它的功效较多。可有效平肝熄风,养肝护胆,对

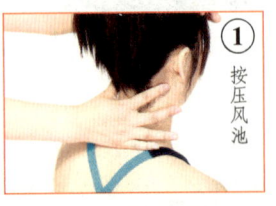

① 按压风池

中风昏迷、失眠、抽搐有很好的治疗效果（左页图①）。

>> 日月

日月穴在上腹部，位于乳头直下，第七肋间隙，前正中线旁开4寸。该穴属胆募，胆主决断，决断务求其明，明字为日月，所以得名。日月穴是治疗和诊断胆囊疾患的要穴，当胆囊有问题时，按揉此穴异常疼痛，拔罐后会出现明显的病理性罐斑（图②）。

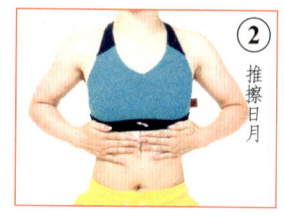

>> 阳陵泉

阳陵泉在小腿外侧，位于腓骨前下方凹陷处。阳陵泉是足少阳胆经经穴，又是胆之合穴和筋之会穴，故本穴对于胆腑疾病以及筋病（包括疼痛、弛缓和拘挛）有较好的治疗效果（图③）。

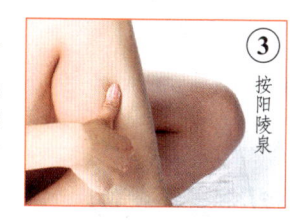

【养胆生活术】

□ 早餐要吃好

现代很多人都不吃早餐，他们认为这样对身体不会构成什么影响。而事实并非如此，不吃早餐会导致空腹的时间过长，而在这样的状态下胆汁分泌就会减少，胆汁中胆酸的含量也会随之减少，但是胆固醇的含量却是不变的。时间长的话，胆汁中的胆固醇就会处于饱和状态，然后就会在胆囊中沉积，形成结石，随着时间推移越结越大。但吃早餐的话就不会出这种情况，食物会促进胆汁流出，降低胆汁的黏稠度，这样患胆结石的概率也就会降低。

□ 要少食多餐

暴饮暴食会增加胆病的患病概率，因为吃得过多和暴饮暴食都会促使胆汁大量分泌，胆囊收缩就会加剧，如果长时间如此，就有可能诱发炎症和绞痛，对胆的保养和人体健康极为不利。最科学的饮食是2～3小时进食1次，量不宜多，这样有利于胆汁分泌。尤其是晚餐不能吃多，只吃到七分饱就可以了。

胃为仓廪之官

内经原文

胃足阳明之脉，起于鼻之交中……下循鼻外，入上齿中，还出口，环唇……出大迎，循颊车，上耳前，过客主人，循发际，至额颅；其支者，从大迎前下人迎，循喉咙，入缺盆，下膈，属胃络脾；其直者，从缺盆下乳内廉，下挟脐，入气街中……抵伏兔，下膝膑中，下循胫外廉，下足跗，入中趾内间……

——《黄帝内经·灵枢·经脉》

经络养胃法

胃是胃经上最重要的脏器，是腹腔中容纳食物的器官，通过调养胃经，就能达到养胃的目的。

□胃经主治病症

主治消化系统的疾病，也可以主治头面，神志，热病以及本经循行所过部位的疾病。

◎**脾胃病**：腹胀，腹痛，泄泻，胃痛，便秘，呕吐。
◎**头面五官病**：目赤肿痛，口眼㖞斜，牙齿疼痛。
◎**外经病**：下肢痿痹，脚气，膝痛，乳痈。

□胃经上养胃穴位大公开

足阳明胃经是唯一一条循行于腹部的阳经。胃为后天之本，胃经属脾，络属于胃，循行从头到脚，并且经过胸腹部乳中、乳根两穴。其主治作用十分广泛。

>>天枢

天枢穴位于肚脐旁开两寸，是大肠的募穴，能调中和胃，理气健脾，既能治疗腹泻，也能治疗便秘（右页图①）。

>> 梁丘

梁丘穴位于膝盖上两寸最敏感的位置，为胃经郄穴，长于止痛和治疗急性病症。点按梁丘可以缓解急性胃痛（图②）。

>> 足三里

足三里穴在外膝眼下四横指，旁开一横指处，找穴时可以用食指第二关节沿胫骨上移，到达突出的胫骨粗隆下一横指处。足三里作为合穴是全身经脉流注会合的穴位，当全身气血不和或阳气虚衰引起病症，尤其是胃经气血不和时，按揉足三里都能够调整（图③）。

>> 丰隆

丰即大，隆即盛意。丰隆穴所处肌肉丰满隆盛。该穴位于外踝尖与外膝眼连线的中点向外两横指处。该穴为胃经的络穴，可和胃降逆，化痰止咳，主要的功效在于"化痰"二字，化痰消脂可减肥，为化痰要穴，减肥常用穴（图④）。

① 摩压无板

② 按揉梁丘

③ 点按足三里

④ 按揉丰隆

《养胃生活术》

◎三餐要定时定量，要严格遵守自己制定的计划表。
◎食物最好以软、松为主，不要吃那些有韧性、爽口的东西。汤最好饭前喝，饭后喝会增加胃肠负担。
◎远离烟、酒、咖啡、浓茶、碳酸性饮料。
◎不能用豆奶代替牛奶。
◎可以把馒头当作主食。
◎饭前和饭后都不要进行剧烈的运动。
◎多吃蔬菜和水果，吃水果的时候果皮不要吃太多。
◎吃完饭后最好休息一下等胃部的食物消化得差不多再开始工作。

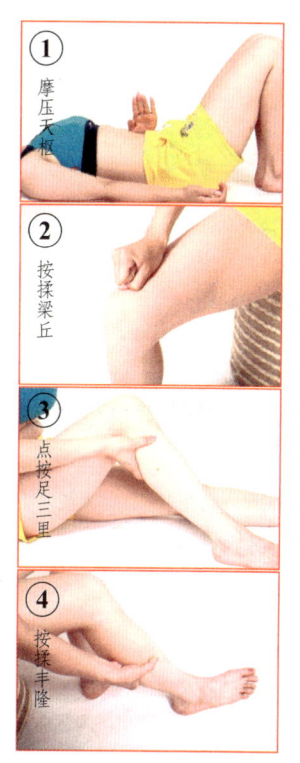

小肠为受盛之官

内经原文

是动则病嗌痛，颔肿，不可以顾，肩似拔，似折。是主液所生病者，耳聋、目黄、颊肿、颈、颔、肩、肘、臂外后廉痛。

——《黄帝内经·灵枢·经脉》

经络养小肠法

小肠的主要作用是消化吸收，人体对营养的吸收离不开小肠，而通过刺激、调养小肠经，就能对小肠起到保健作用。

□ 小肠经主治病症

本经腧穴主治头、项、耳、目、咽喉病和热病、神志病，以及经脉循行部位的其他病证。

◎**头面五官疾病**：耳鸣，耳聋，头痛，目翳，咽喉肿痛。
◎**热病**：发热，疟疾，黄疸。
◎**外经病**：肘臂痛，肩背痛，颈项强痛。

□ 小肠经上养小肠穴位大公开

小肠经的经脉循行经过颈肩部，在肩部分布有七个穴位。颈肩部酸痛时，按摩手太阳小肠经穴位都能够缓解疼痛。小肠经更有许多保健穴位需要我们经常按摩、刺激，以此来养小肠和美体、祛病。

>>少泽

少泽穴在手小指末节尺侧，距指甲角0.1寸。近代研究发现，针刺少泽可使女性血液中生乳激素含量增高，可滋养小肠，增加产后乳汁分泌，减轻乳房胀痛。本穴虽能旺盛乳汁，促进乳汁分泌，但必须在审因论治的条件下才能发挥作用（如气血虚弱配合谷、足三里，肝气郁滞配太冲、期门），根据临床观察，对于原因不明的缺乳，对症治疗取少泽、膻中，有一定的效果（如右图）。

>> **小海**

本穴位于肘内侧，尺骨鹰嘴与肱骨内上髁之间的凹陷处。可清热通络，还能治疗瘰疬、疡肿、腹痛、心烦气短等症。在用手拨动小海穴时，如果有发麻的感觉，说明找对穴位了。心与小肠相表里，心的疾病往往会在这个穴位上有所表现。按摩或拨动小海穴，均会增加它的传导力，从而增强心脏的力量，并能促进小肠的蠕动。

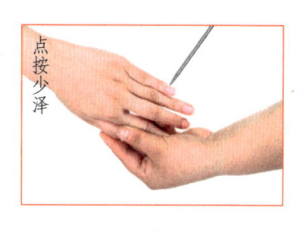

养小肠生活术

中医所讲的脾胃虚弱指的就是小肠的吸收能力差。因为小肠的功能与脾胃有密切的关系，所以在日常的养生保健中可以多吃一些利于脾胃运行的食物，有利于小肠的健康。

□ **粳米**

粳米有除烦渴，补脾益气的功效。《本草经疏》云："粳米即人所常食米，为五谷之长，人相赖以为命者也。其味甘而淡，其性平而无毒，虽专主脾胃，而五脏生气，血脉精髓，因之以充溢，周身筋骨肌肉皮肤，因之而强健。"由此可见，虚弱的人适合吃粳米，能强身也有利于小肠吸收。

□ **糯米**

糯米能补脾益气，常煮粥食用可有效改善脾胃虚弱的症状。医圣孙思邈认为糯米是患脾胃病宜食的一种食物，能益气止泄。所说的脾病，也指的就是脾不健运，消化不良，而糯米能促进小肠对营养的吸收，有健脾胃的功效。

□ **锅巴**

锅巴性平。有补气，运脾，消食，止泄泻的功效。凡脾虚不运、食欲不振，或食不消化，或脾虚久泻者都可以食用，而且有很好的食疗功效。中医常用它来入药，《梁侯瀛集验良方》中用以治疗"老幼脾虚久泻不愈"就是用锅巴同莲子肉为末加白糖调服，就是一个典型的药方。

大肠为传道之官

内经原文

是动则病齿痛,颈肿。是主津液所生病者,目黄,口干,鼽衄,喉痹,肩前痛,大指次指痛不用,气有余则当脉所过者热肿;虚则寒栗不复。

——《黄帝内经·灵枢·经脉》

经络养大肠法

大肠的主要作用是运送垃圾物质,并促使垃圾排出体外。倘若能科学、合理刺激大肠经就可以加强大肠功能。

□大肠经主治病症

本经经穴主要用于头面疾病、胃肠疾病、神志病、皮肤病及发热等疾病的治疗。

◎**头面五官病**:咽喉肿痛,齿痛,目赤肿痛,头痛,鼻衄。
◎**热病**:身热,热病无汗,多汗。
◎**外经病**:瘰疬,肩臂痛,上肢不遂。

□大肠经上养大肠穴位大公开

手阳明大肠经为多气多血之经,有养阳、生津、通腑等作用。如果手阳明大肠经的经气发生异常变动,就会导致牙齿疼痛、颈部肿大等症状。所以,大肠经的穴位所治疾病谱广泛。

>>商阳

商阳穴在手食指末节桡侧,距指甲角0.1寸。可清热利咽,治疗上吐下泻。常和少商一起点刺放血,可清热泻火,主治急性咽喉肿痛(图①)。

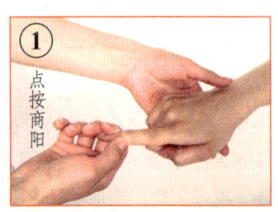

① 点按商阳

>>合谷

一说合谷，没有学过医的人都会告诉你，还可以将对侧拇指指关节横纹放在拇食指之间的指蹼缘上，屈指，拇指尖处所指处就是合谷穴。食拇指并拢，虎口处出现隆起肌肉，状若山峰，故名"合谷"。可治疗腹痛、便秘，消化不良有良效。但需要注意的是，大肠经进入下齿，然后绕唇，在人中穴左右两支交叉上行，分布在鼻孔两侧。而胃经过上齿，本穴一般治下牙痛，右侧牙痛应按摩或针刺左边的合谷，左侧牙疼取右边的合谷。而上牙痛可取胃经的内庭。按摩要用些力气，以局部有酸痛感为度（图②）。

>>温溜

温溜穴在合谷之上，有补阳气的作用。体质虚寒的人可以艾灸，也可用刮痧法泻火。按揉此穴可治痘初起（图③）。

>>曲池

本穴位于肘横纹外侧端，屈肘时，在尺泽与肱骨外上髁连线的中点上。可调和营卫，疏风清热，调和肠胃，可治疗腹痛、上吐下泻、便秘。还能治疗高血压、癫痫、月经不调、眩晕等。

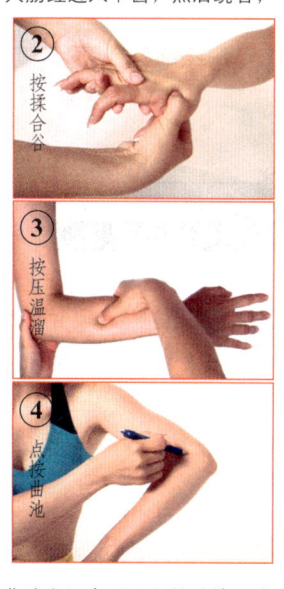

曲池穴是治疗各种皮肤病的一个要穴。曲池穴还有明目上的功效，常点揉此穴可预防白内障，还能治疗麦粒肿（图④）。

《养大肠生活术》

秋天天气干燥，人体的水分也比较容易流失，所以很多人在秋天的时候都容易便秘。原因是秋天以燥邪为主，燥气通于肺，而肺与大肠的关系是最密切的，所以当肺受到秋燥的伤害，肺津不能滋养大肠时，就会形成津枯便秘。所以秋天要润肺生津，大便才能正常。为了预防或减轻这种状况，一定要多喝水，每天补充充足的水分，并坚持适量的运动。

三 焦为决渎之官

内经原文

是动则病耳聋浑浑,嗌肿,喉痹。是主气所生病者,汗出,目锐眦痛,颊痛,耳后、肩、肘、臂外皆痛,小指次指不用。

——《黄帝内经·灵枢·经脉》

经络养三焦法

三焦是调动运化人体元气的器官。人将三焦分为三部分——上焦、中焦、下焦。上焦心肺,中焦脾胃、肝胆,下焦肾、膀胱、大小肠。因此调养三焦经对改善心肺、脾胃、肝胆、膀胱、大小肠功能十分有益。

□ 三焦经主治病症

主治侧头病,耳、目、咽喉、胸胁病,热病以及经脉循行所过部位的病变。

□ 三焦经上养三焦穴位大公开

三焦有两大主要功用:一是通调水道。二是运化水谷。三焦经终止于丝竹空,正好在我们长鱼尾纹的地方。很多女士这个地方最易长斑,刺激三焦经可以防止长斑和减少鱼尾纹。这条经循行经过耳和侧头部及颈肩部,擅长治疗耳疾、偏头痛及颈肩病变。经脉下行通过肘臂、腕,网球肘、腱鞘炎也都是三焦经的适应证。

>> 中渚

中渚穴为三焦经腧穴,五行属木,腧主体重节痛,木气通于肝,肝主筋,故有较好的舒筋止痛作用。中渚最擅长治疗各种疼痛,尤对上肢痛最具有疗效。对心痛彻背、肩背痛、腰痛亦具有疗效。掐中渚穴还可以治小腿抽筋。

>>支沟

支沟穴在前臂背侧，腕背横纹上3寸，尺骨与桡骨之间。支沟穴可以治胁痛岔气，还是治疗便秘的要穴（如右图）。

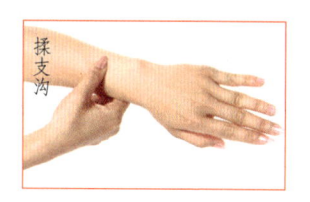

揉支沟

《养三焦生活术》

□ 起居有常

人是有生物钟的，而且这个生物钟随着日、月、阴、阳的变化而发生变化。我们常说的"日出而作，日落而息"，就是前人遵循大自然规律总结出来的养生法则。所以说"起居有常"对三焦养生至关重要。起居有常就是人要顺应自然规律作息，在日常生活中用最自然的方法来调养三焦。

□ 不妄劳作

中医认为，劳动、运动、锻炼身体可以动摇气血，活动关节，对健康非常有益，但是如果运动量太大或太小都会对身体不利，而且影响健康。中医学总结出的五劳七伤："久立伤骨，久视伤血，久卧伤气，久行伤筋，久坐伤肉，大思伤脾，大怒伤肝，大喜伤心，大惊伤肾，大劳伤形，大恐伤志。"是非常科学的。过劳不利于健康，可以多做一些柔体运动，这样才会有益于健康三焦的调养。

□ 清心寡欲

精神调养也非常重要。劳心过度则神伤，欲望过度则神疲，心神忙乱容易造成差错，为此，就不能正常行使主宰生命功能，致使脏腑之间功能协调紊乱，引发疾病。精神养生的基本方法是放松心情，淡泊名利。这样的心态就会让人心神宁静，恬愉而少烦恼。心神宁静，心主神明，头脑清醒而精力充沛，这样才能使各脏腑功能相互协调而自然健康长寿。

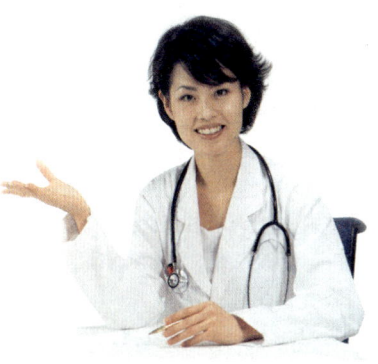

起居有常、不妄劳作、清心寡欲是调养三焦的要点

膀胱为州都之官

内经原文

是动则病冲头痛，目似脱，项如拔，脊痛，腰似折，髀不可以曲，如结，踹（腨）如裂，是为踝厥。是主筋所生病者，痔、疟、狂癫、疾、头项痛，目黄、泪出、鼽衄，项、背、腰、尻、踹（腨）、脚皆痛，小趾不用。

——《黄帝内经·灵枢·经脉》

经络养膀胱法

足太阳膀胱经是人体最长的一条经脉，它起于内眼角的睛明穴，通过额部直达巅顶，从上到下贯通整个人体。膀胱是膀胱经中对人体代谢很重要的一个穴位。所以，调养膀胱经对膀胱的养生来说非常重要。

膀胱经主治病症

本经腧穴主要治疗头面五官病、项、背、腰、下肢部及神志病。

◎ **头面五官病**：头痛，目疾，鼻衄，项强，背腰痛，下肢痿痹。
◎ **脏腑病**：背俞穴主治所属脏腑的病症。
◎ **神志病**：癫狂，痫证，失眠。

膀胱经上养膀胱穴位大公开

根据"经络所过，主治所及"，那么膀胱经的主治范围就包括了从头到脚，包括颜面五官的病症，从这一点上看膀胱经应该是我们随身医疗队里的治病范围最广的主治医师了。

>> 气海俞

本穴位于腰部，在第三腰椎棘突下，旁开1.5寸处。有益肾壮阳，调经止痛的功效，可治疗遗精、阳痿、早泄、白浊、小便淋痛、尿闭、尿失禁、月经不调、痛经、崩漏、带下。

>> 关元俞

本穴位于腰部,在第五腰椎棘突下,旁开1.5寸处,可培补元气,调理下焦,治疗小便不利、遗尿、尿闭、小便频数、痛经、月经不调、腹胀、泄泻、风寒、腰肌劳损、消渴。

>> 膀胱俞

本穴位于骶部,在骶正中嵴旁1.5寸处,平第二骶后孔,可清热利湿,通经活络,调理脾胃。膀胱俞能治疗遗精,阴部肿痛生疮,阴部湿痒,小便赤涩,遗尿,癃闭,淋症;腰脊强痛,膝足寒冷无力,拘急不得屈伸;腹痛,腹胀,腹满,便秘,消化不良。

>> 白环俞

本穴位于骶部,在骶正中嵴旁1.5寸处,平第四骶后孔,可益肾固精,调理经带。白环俞能治疗白带,月经不调,崩漏,遗精,白浊,小便不利,小便发黄;还可以治疗腰腿痛,下肢痿痹,疝气。

>> 八髎

八髎穴,就是两侧骶后孔上髎、次髎、中髎、下髎八个穴位的总称。"腧穴所在,主治所及",八髎穴可治泌尿生殖系统疾患。其中次髎是用来治疗腰痛和痛经的特效穴,尤其是痛经。女性分娩时,按摩八髎穴可减轻或消除疼痛,增强宫缩,缩短产程(对难产无效)(如上图)。

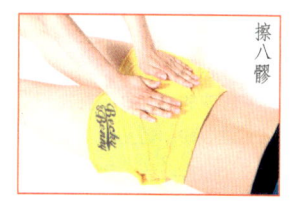

擦八髎

《 养膀胱生活术 》

膀胱与肾精气相通,在人体内膀胱与肾互为表里。所以膀胱的功能也会受到肾的影响。在寒冷的冬季,既要养肾也要养膀胱。

冬季是养膀胱的关键时间,因为,冬天天冷,人们躺下就不想起来,所以夜里也懒得上厕所,有时候就会憋尿。养护膀胱最主要的就是不要憋尿。憋尿的害处很多,容易引起上行性感染,然后从膀胱逆行到肾,引起肾盂肾炎。

另外也容易加重前列腺炎或前列腺肥大,长时间憋尿也容易得膀胱癌。所以,有尿及时排出是调养膀胱的重要原则。

饮食养生先要了解食物的五味四性

内经原文

五谷为养。五果为助。五畜为益。五菜为充。气味合而服之，以补精益气。此五者，有辛、酸、甘、苦、咸，各有所利，或散，或收，或缓，或急，或坚，或软。

——《黄帝内经·素问·藏气法时论》

食物的五味

几千年以前，在《黄帝内经》中，我们的祖先对食物的五味及五味的功效就有了较为全面的阐述。

五味的本义是指药物和食物的真实滋味，是人们通过口尝而获得的不同感知，即酸、苦、甘（甜）、辛（辣）、咸五种滋味。如柠檬、乌梅味酸；苦瓜、咖啡味苦；饴糖、西瓜味甘；辣椒、芥末味辛；盐、海藻味咸等。

国医小课堂

舌对五味的感知

人们品尝食物时，只要嚼一嚼，就可以分辨出酸、苦、甘、辛、咸。这是由于在人的舌头表面有许多突出的小疙瘩，生物学上称其为乳头。乳头遍布在舌尖、舌面及舌侧缘上。还隐藏着一些奇特的结构，由明细胞、暗细胞和基细胞组成，这就是味蕾，味蕾是人体的味觉器官。

入口的食物一旦通过味蕾，就能立即分辨出是什么味道。不同的部位对味觉的感受程度也不相同。

整体看来，舌尖对甜味最为敏感；舌根对苦味最为敏感；舌尖及其两侧对咸味最为敏感；舌的两侧对酸味最敏感。辣味特殊，主要是使舌头产生灼热的感觉，再结合人的嗅觉才能够分辨出来。

酸、苦、甘、辛、咸这五味各有独特的功效。酸味具有收敛固涩的作用；苦味具有清热泻火、固守阴液的作用；甘味具有补益、缓急止痛的作用；辛味具有发散、散郁和润燥的作用；咸味具有软坚散结、泻下的作用。知道食物的五味之性，也就可以了解食物对人体的具体作用。

食物四气划分

《黄帝内经》中关于食物的性能特点还包含了四气学说，但是并没有在原文中明确地论述，而是在论述治病等方面有所体现，而逐渐被医家总结归纳出来。

四气是指食物的寒、热、温、凉四种特性，寒凉和温热是两种对立的关系，而寒与凉、热与温之间只是程度的不同。另外，还有平性，即平和之意。一般寒凉的食物具有清热、解毒、泻火、凉血、滋阴等作用。温热的食物具有温中、散寒、助阳、补火等作用。现代中医理论中已经将五味与四气两个方面的内容合二为一，称为《黄帝内经》的气味学说。

温热类食物

温热类食物主要具有温中散寒、补火助阳、健脾补肾、益气补中等功效。适用于阳虚阴盛、体质偏寒的人，或患有寒性疾病及偏于气虚、阳虚的患者。性温的食物夏季应适当少食。

温热类食物

四气	食物
性温	糯米、西米、高粱、燕麦、谷芽、稻芽、刀豆、桃子、橘子、椰子、杏子、大枣、荔枝、龙眼肉、佛手柑、柠檬、杨梅、石榴、木瓜、槟榔、松子仁、板栗、核桃仁、樱桃、葱、大蒜、韭菜、香椿、香菜、雪菜、洋葱、南瓜、生姜、砂仁、花椒、紫苏、小茴香、丁香、八角、茴香、酒、醋、红茶、咖啡、菜油、香油、花生油、豆油、红糖、饴糖、麦芽糖、糖稀、桂花
性热	辣椒、胡椒、肉桂、芥末、白酒、牛肉、羊肉、狗肉

□ 寒凉类食物

寒凉类食物具有清热泻火、清热解毒、清热通便、清热燥湿等功效。适用于阴虚阳盛、体质偏热的人，或患有热性疾病及偏于阴虚的患者。性凉的食物夏季可经常食用，其他季节需配合性温的食物一起食用。性寒的食物应尽量少吃，需适当配佐温热食物。

寒凉类食物

四气	食物
性寒	猕猴桃、西瓜、香蕉、柿子、柿饼、柚子、桑葚、阳桃、无花果、甘蔗、甜瓜、苦瓜、荸荠、慈姑、马齿苋、空心菜、木耳菜、莼菜、蕨菜、竹笋、瓠子、菜瓜、海带、紫菜、海藻、草菇、苦瓜、酱油、酱、盐、金银花、苦丁茶、芦荟、冰激凌
性凉	小米、小麦、大麦、荞麦、薏米、绿豆、梨、芦柑、橙子、草莓（性微凉）、杧果、枇杷、罗汉果、莲子芯、百合、西红柿、旱芹、水芹菜、茄子、油菜、菠菜、黄花菜、莴苣（莴笋）、花菜、枸杞子头、芦蒿、豆腐、豆腐皮、豆腐干、豆腐乳、面筋、藕、冬瓜、红薯、丝瓜、黄瓜、海芹菜、蘑菇、金针菇、绿茶、蜂蜜、蜂王浆、啤酒花、槐花、槐米、菊花、牛奶、兔肉

□ 平和类食物

平和类食物既不寒凉也不温热，适合经常食用，具有营养和滋补作用，能够维持机体的健康、增强体质、预防疾病。性平的食物一年四季都可食用。

平和类食物

四气	食物
性平	大米、玉米、黄豆、豇豆、饭豇豆、黑豆、苹果、李子、沙果、菠萝、葡萄、橄榄、葵花籽、香榧子、南瓜子、花生、白果、榛子、山楂、山药、萝卜、胡萝卜、圆白菜、茼蒿、豆豉、燕窝、土豆、芋头、洋生姜、海蜇、黑木耳、香菇、白糖、冰糖、豆浆、鸡蛋、猪肉、鲫鱼、鸽子蛋、枸杞子、灵芝、银耳、玉米须、茯苓、酸枣仁

饮食有节，定时定量

内经原文

昔在黄帝，生而神灵，弱而能言，幼而徇齐，长而敦敏，成而登天。乃问于天师曰：余闻上古之人，春秋皆度百岁，而动作不衰；今时之人，年半百而动作皆衰者，时世异耶？人将失之耶？岐伯对曰：上古之人，其知道者，法于阴阳，和于术数，食饮有节，起居有常，不妄作劳，故能形与神俱，而尽终其天年，度百岁乃去。

——《黄帝内经·素问·上古天真论》

《黄帝内经》中的饮食有节

《黄帝内经》反对无节制的强食饱餐，主张定时定量，做到"饮食有节"。饮食定时是指每日的进餐时间要基本固定，按时进餐。饮食定量，是指每日的进食量要基本固定，饥饱适宜，避免过饥过饱、暴饮暴食。这种饮食有节的观念在后世逐渐演变为我国传统养生学的一个重要观点。

现代的饮食原则

科学研究证实，当今社会30%的疾病与饮食有关，如糖尿病、动脉粥样硬化、冠心病、高血压、高血脂等。饮食有节就是要根据人体消化系统的功能和生物规律，适度地调节饮食，培养良好的饮食习惯。传统饮食养生学提倡每日的三餐时间为：早餐6～7点，午餐12点左右，晚餐18～19点。每日三餐的重要性，以早餐最为重要，午餐次之，晚餐则要适当少吃一些，俗话说"早饭吃好，午饭吃饱，晚饭吃少"是有一定的科学道理的。

定时吃早餐有益健康

根据年龄段规划饮食养生要点

内经原文

用寒远寒，用凉远凉，用温远温，用热远热，食宜同法。
——《黄帝内经·素问·六元正纪大论》

不同年龄的人，气血盛衰也是不同的。《素问·示从容论篇》云："年长则求之于腑，年少则求之于经，年壮则求之于脏。"这就是说，老年人易因饮食而伤六腑，故治病多求之于腑；少年易因汗出而风邪中于经脉，故求之于经；壮年人易因房劳而耗伤五脏之精，故求之于脏。饮食养生时也要充分考虑到老少壮不同年龄的不同特点。

老年人的饮食养生要点

◎**要香**：老年人味觉、食欲较差，做饭菜要注意色、香、味俱全，尽量做到能促进食欲。

◎**要好**：老年人体内代谢以分解代谢为主，需要用比较多的蛋白质来补充组织蛋白的消耗。因此，要多吃一些鸡肉、鱼肉、兔肉、羊肉、牛肉、瘦猪肉以及豆类制品。

◎**要杂**：为均衡吸收营养，保持身体健康，各种食物都要吃一点。

◎**要淡**：老年人饮食宜清淡，并且控制盐的摄入量，每天吃盐以6~8克为宜。

◎**要补**：老年人每日要补充各种无机盐和微量元素，如钙、铁、硒、铬等。

中年人的饮食养生要点

营养学家认为中年人应多吃下列几种食物，对养生保健很有帮助。

◎**鱼类**：鱼肉中含有丰富的氨基酸，可促进人体蛋白质、酶、激素的合成，构成机体活动和调节的物质基础。

◎**豆类**：大豆含有丰富的维生素E和大豆角苷，可防止氧化，延缓衰老并降低血清胆固醇，防止动脉粥样硬化；大豆中的磷可补充脑所需的营养；大豆含有的铁、钙，可防止贫血和骨质疏松。

◎**菌类**：菌类含有多种氨基酸、维生素B_1、维生素A、维生素D等，能够提高机体抗病毒、抗血栓形成、防止动脉粥样硬化和抗癌的能力，菌类食物还有助于消化。

青少年的饮食养生要点

◎**保证蛋白质的摄入量**：鸡蛋、奶类、大豆等都含有优质的蛋白质，并含大脑所必需的卵磷脂，是滋补大脑、增强智力的好食物。

◎**增加钙、铁及维生素A、B族维生素、维生素C的摄入**：摄食鲜牛奶、羊奶，并多食绿色或黄色蔬菜，如青菜、白菜、韭菜、西红柿，以保证各种维生素和微量元素的供给。

◎**增加一次课间餐**：专家建议青少年在上午10点增加一次课间餐，约占一日总热能的10%，有利于青年人的生长需求。

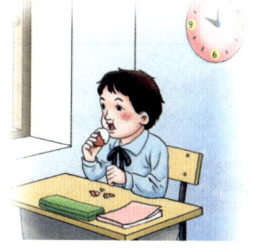

每日上午增加一次课间餐

婴幼儿的饮食养生要点

◎**半岁以内不要多喝果汁**：果汁内没有对生长发育起关键作用的蛋白质和脂肪。如果喝得过多，正餐摄入减少，会破坏小儿营养平衡。

◎**1周岁以内不能吃果冻**：果冻误入气管后易堵塞气道而致窒息，危及宝宝性命。

◎**3岁以内不宜饮茶**：茶中含有大量鞣酸，会干扰人体对食物中蛋白质及钙、锌、铁等微量元素的吸收，导致婴幼儿缺乏蛋白质和微量元素而影响正常发育。另外，茶叶中的咖啡因易引起宝宝过度兴奋，诱发多动症。

◎**小儿其他饮食禁忌**：小儿还应戒食泡泡糖和可乐型饮料，少吃罐头食品，鸡蛋也不可多吃，鸡蛋吃得过多，会引起消化不良性腹泻，还会引起维生素K缺乏，出现烦躁不安、面色苍白、面部皮疹、嗜睡等症状。

五味调和、食物多样化为饮食养生的原则

内经原文

黄帝曰：谷之五味，可得闻乎？伯高曰：请尽言之。五谷：糠米甘，麻酸，大豆咸，麦苦，黄黍辛。五果：枣甘，李酸，栗咸，杏苦，桃辛。五畜：牛甘，犬酸，猪咸，羊苦，鸡辛。五菜：葵甘，韭酸，藿咸，薤苦，葱辛。

——《黄帝内经·灵枢·五味》

《黄帝内经》所阐述的饮食养生包括两个方面，一方面是五味调和，另一方面是食物种类多样化。

饮食养生要五味调和

苦、甘、辛、咸、酸五味摄入均衡，才能使骨髓正直，筋脉柔和，气血流通，毛孔固密，这样人体的健康才能得到保证，身体才能强壮，才能健康长寿。如果长期偏食某味，就会破坏营养的平衡，造成营养缺乏，引起疾病。

《素问·四气调神大论》中说的是如果多吃咸味，会使血液凝涩不畅而使肤色发生变化；多吃苦味，会使皮肤变得干枯无光泽，毛发脱落；多吃辣味，会使筋脉拘急，指甲干枯无光；多吃酸味，会使肌肉变厚、皱缩，嘴唇外翻；多吃甘味，会使骨骼疼痛，头发脱落。这些都是偏嗜某味对人体造成的伤害。

五味调和中的"和"字，是中国哲学思想的精髓，有和谐、和平的意思。在饮食上，五味要经过调和才能取长补短、相互作用。古时提出的五味调和，是指日常饮食五谷、五果、五畜、五菜调和均衡。五谷包括黍、秫、菽、麦、稻；五果包括枣、李、杏、栗、桃；五畜包括牛、犬、羊、猪、鸡；五菜包括葵、韭、薤、藿、葱。可见我们的祖先已经教给我们以

谷物、豆类为主食，各种肉类、蔬菜为副食，同时补充瓜果类食品的饮食结构。

饮食养生不能偏食

古人讲究膳食平衡，饮食丰富，即日常饮食的种类要合理搭配，根据个人的营养需求和生理特点科学地进行多样化饮食。每顿饭最好五谷肉果菜都能摄取，只有这样均衡地搭配，才能保证营养成分的均衡摄入，促进人体的健康长寿。

国医小课堂

现代人的饮食模式

现代人的日常生活饮食要比古时更为丰富，有学者研究出了科学饮食结构模型——"中国居民平衡膳食宝塔"。"宝塔"共分五层，包含每天应摄入的主要食物种类。

"膳食宝塔"各层位置和面积的不同反映了各类食物在膳食中的地位和应占的比重。宝塔塔基为谷类、薯类及杂豆250～400克，水1200毫升；第二层为蔬菜类300～500克、水果类200～400克；第三层为畜禽肉类50～75克、鱼虾类50～100克、蛋类25～50克；第四层为奶类及奶制品300克、大豆类及坚果30～50克；塔尖为油25～30克、盐6克。

这是一个低热量、低动物脂肪、多蔬菜、多水果，以植物淀粉为主的饮食结构，符合低脂、低盐、高钾、高纤维、营养成分均衡的饮食要求，是人体营养需求的基本模式。

"膳食宝塔"建议的各类食物摄入量只是一个平均值。每日膳食中应尽量包含"膳食宝塔"中的各类食物，但无须每日都严格按照其推荐量。但是在一段时间内，如一周，各类食物摄入量的平均值应当符合建议量。

现代人科学膳食宝塔

最人性化的体质养生法

内经原文

少师曰：盖有太阴之人，少阴之人，太阳之人，少阳之人，阴阳和平之人。凡五人者，其态不同，其筋骨气血各不等。

——《黄帝内经·灵枢·通天》

是故五脏主藏精者也，不可伤，伤则失守而阴虚，阴虚则无气，无气则死矣。

——《黄帝内经·灵枢·本神》

常见八大体质类型

体质类型	常见症状
阴虚体质	身体消瘦、口干咽燥、手脚心热、睡眠较少、大便偏干、小便发黄、舌体颜色发红
阳虚体质	凡阳虚体质均面色淡白、手脚不温、易出汗、舌苔白胖
气虚体质	疲乏无力、容易疲倦、多汗、健忘、身体消瘦或肥胖、舌淡、舌苔白
血虚体质	面色苍白或萎黄、口唇淡白、容易失眠、舌淡白
阳盛体质	身体壮实、面红、声高气粗、小便黄、大便臭、喜冷怕热
痰湿体质	身体肥胖、肌肉松弛、嗜睡、乏力、口中黏腻、身重神倦、舌胖苔滑腻
血瘀体质	面色晦暗、口唇色暗、眼眶暗黑、肌肤干燥、舌紫暗或有出血点
过敏体质	易对药物、花粉、花絮、冷暖空气等产生过敏反应，出现皮肤荨麻疹、过敏性哮喘、过敏性鼻炎等

阴虚体质养生法

◎**饮食调理**：阴虚体质的饮食调理原则是滋阴潜阳，常选择味甘性寒凉的食物，如芝麻、糯米、小麦、小米、银耳等，这些食品皆有滋补阴精的功效。

◎**精神调养**：阴虚体质之人性情较急躁，常常心烦易怒，这是阴虚火旺、火扰神明之故，应遵循《黄帝内经》中"恬淡虚无""精神内守"的养神大法。平时在工作中，加强自我涵养，做到遇事不慌、冷静、沉着，闲暇时间可多听悠扬音乐，如《摇篮曲》等。

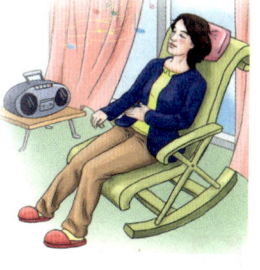

阴虚体质的人应多听音乐调养精神

阳虚体质养生法

阳虚体质之人的养生原则是"补阳祛寒、温补脾肾"，其中关键在补阳。具体的养生方法如下：

◎**环境调摄**：有人指出，若在夏季进行20～30次日光浴，每次15～20分钟所得的紫外线将能使用一年。年老及体弱之人，夏季不要在外露宿，不要让电扇直吹，也不要在树荫下停留过久。

◎**加强体育锻炼**：耐寒锻炼，最好从夏天开始，要循序渐进，持之以恒。

◎**饮食调养**：多食用具有温阳或壮阳作用的食物，如胡桃肉、狗肉、羊肾、羊肉、韭菜等。

气虚体质养生法

气虚体质之人的养生原则是"补气养气"，具体的养生方法如下：

◎**精神养生**：气虚体质之人遇事常钻牛角尖，切记七情郁结最伤肝，肝伤则必伤脾，所以要避免思虑过度，学会调节情绪。

◎**起居养生**：谨避风寒，不要过劳。气虚体质是比较娇嫩的体质，不能形体过劳，应不熬夜、三餐规律、大便定时、坚持适合自己的运动。

血虚体质养生法

血虚体质的人养生原则是"补血养肝，补血养心"，补血应兼以益气，因为气能生血。具体的养生方法如下：

◎**不可劳心过度**：人的血液循环与心有关，若思虑过度，就会耗伤心血。因此血虚体质的老年人不可用脑过度。大脑疲劳时可以听听音乐或观赏风景，消除脑疲劳的症状。

◎**精神修养**：血虚体质的人，时常精神不振、失眠、健忘、注意力不集中。应调节精神，如欣赏一下戏剧，观赏一场幽默的相声或哑剧等。

阳盛体质养生法

阳盛体质者的养生原则是"泄阳火，解燥热"。具体的养生方法如下：

◎**体育锻炼**：积极参加体育活动，让多余阳气散发出去。游泳锻炼是首选项目，此外，跑步、武术、球类等也很适合，也可根据爱好自行选择。

◎**饮食调理**：忌辛辣燥烈食物，宜吃梨、李子、枇杷、柿子、香蕉、西瓜、柚子、丝瓜、黄瓜。

◎**药物调养**：常用菊花、苦丁茶沸水冲服。大便干燥者，用麻子仁丸或润肠丸；口干舌燥者，用麦门冬汤；心烦易怒者，宜服丹栀逍遥散。

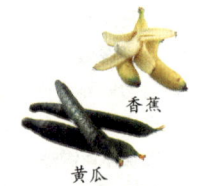

香蕉

黄瓜

痰湿体质养生法

痰湿体质的人养生原则是"健脾利湿，化痰泻浊"，具体的养生方法如下：

◎**环境调摄**：不宜居住在潮湿的环境里；在阴雨季节，要注意湿邪的侵袭。

◎**饮食调理**：少食肥甘厚味食物，酒类也不宜多饮，切勿过饱。多吃些蔬菜、水果，尤其是一些健脾利湿、化痰祛痰的食物更应多吃，如白萝卜、荸荠、紫菜、海蜇、洋

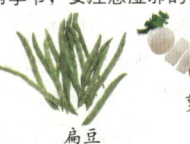

萝卜

扁豆

葱、枇杷、白果、大枣、扁豆、薏米、赤小豆、蚕豆、圆白菜等。
◎**运动锻炼**：痰湿体质者，多形体肥胖，身重易倦，而且没有力气，稍微运动就会气喘吁吁，所以应长期坚持体育锻炼。

血瘀体质养生法

血瘀体质的人养生原则是"活血化瘀，疏经通络"。具体的养生方法如下：
◎**运动锻炼**：多做有益于心脏血脉流通的活动，如各种舞蹈、太极拳、八段锦、保健按摩等，以助气血运行。
◎**精神调养**：血瘀体质的人常心烦、急躁、健忘或郁闷、多疑等，因此在精神调养上，要培养乐观的情绪，胸襟开阔，豁达开朗，精神愉快则气血和畅，营卫流通，有利于血瘀体质的改善。
◎**起居调养**：居住环境要温暖舒适，避免寒冷刺激；不可久坐，如看电视时间不宜过长，要动静结合，适当活动身体，以免加重气血瘀滞。

过敏体质养生法

过敏体质的人养生原则是"远离过敏源"。常见的过敏源如下：
◎**吸入式过敏源**：如花粉、柳絮、粉尘、螨虫、动物皮屑、油烟、油漆、汽车尾气、煤气、香烟等。
◎**食入式过敏源**：如牛奶、鸡蛋、鱼、牛羊肉、海鲜、抗生素等。
◎**接触式过敏源**：如冷热空气、紫外线、化妆品、洗发水、洗洁精、染发剂、肥皂、塑料、金属饰品、细菌、病毒等。
◎**注射式过敏源**：如青霉素、链霉素、异种血清等。
◎**自身组织抗源**：受精神紧张、工作压力、烧伤等理化因素影响而使结构或组成发生改变的自身组织抗原。

过敏体质的人要远离过敏源，因为每多接触一次，体内针对过敏物的免疫物质就增多一些，过敏反应会更剧烈；相反，如果长期不与过敏物质接触，那么相应的抗体或淋巴细胞就会渐渐减少，过敏反应也就会逐渐减弱或消失。

黄帝内经中随时可做的养生小动作

内经原文

中央者，其地平以湿，天地所以生万物也众。其民食杂而不劳，故其病多痿厥寒热。其治宜导引按，故导引按者，亦从中央出也。

——《黄帝内经·素问·异法方宜论》

流传至今的养生小动作

□静坐

【功效】静坐能使人的身心得到充分休息，大脑功能得到积极调整。

【操作方法】

1.**姿势**：头自然正直，忌僵硬，鼻正对肚脐，眼微闭，唇略合，牙不咬，舌舐上腭；宽衣松带，腰背放松，肩肘下沉，但不用力；身宜平直，脊椎要正，背勿靠它物，胸部可略前倾；手心向下，自然地轻放在靠近小腹的大腿根部；两脚平行着地与肩同宽，坐位最正确的姿势是以屈膝90°为宜（图①）。

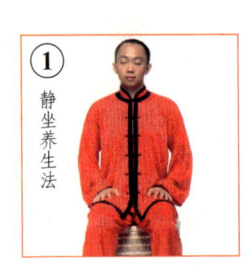

2.**呼吸**：吸长而缓，呼短而促，行之不经意之间。

【注意事项】清晨和临睡前静坐较好。地点随意，每次静坐30分钟。

□咽津

【功效】咽津可以灌溉五脏六腑，滋润肢体肌肤；流通血脉神气，增强消化功能，延缓机体衰老。

【操作方法】

1.上身自然挺直，安然坐于凳上，两腿分开如肩宽，两手轻放于大腿上，嘴唇微合，全身放松，摒除杂念。

2.自然呼吸，轻闭双目，思想集中在口腔处（图②）；先用舌搅动口齿，一般是围绕上下牙齿运转，先左后右，先上后下，依次轻轻搅动各36次，用力要柔和自然；然后用舌尖顶住上腭部1～2分钟，促使腮腺、舌下腺分泌唾液，待口中唾液满时，鼓腮含漱36次。

3.漱津后，将口中津液分3小口咽下，咽时意识由口腔转移到"丹田"。

【注意事项】此功清晨、午休、晚上入睡前都可做，多做效果更佳。

② 咽津养生法

③ 叩齿养生法

④ 抓头养生法

□ 叩齿

【功效】叩齿能巩固牙龈，促进牙齿健康。

【操作方法】

1.晨起先叩臼（后）齿36下，次叩门（前）齿56下，再错牙叩犬齿各36下（图③），最后用舌舔齿周3～5圈。

2.早、中、晚各叩齿一次，多做更佳。

【注意事项】早晨叩齿最重要，因为人经过一夜休息，牙齿会有些松动，此时叩齿，能巩固牙龈和牙周组织，对牙齿健康大有好处。

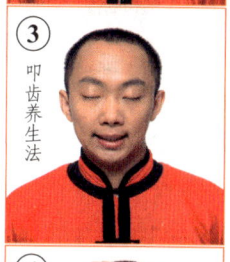

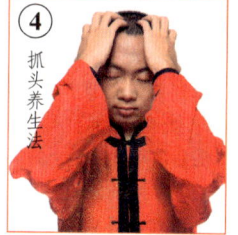

□ 抓头

【功效】抓头养生法除用于保健外，还可防治头痛、脱发、白发和斑秃等疾病。

【操作方法】

1.手心向内，手指张开如抓痒一般。

2.抓时闭眼，心神安定，身体放松，自前额抓起，经头顶至后发际，再从后向前，循环往复，来回梳理（图④）。

【注意事项】抓时主要用两小指指腹进行按摩，其他手指随着小指的按摩用指甲抓头皮，动作匀缓轻柔。

87

强化脊柱小动作

□ 隔墙看戏

【功效】可拉直脊柱，缓解脊柱疲劳。

【操作方法】

1. 身体直立，双脚并拢后将脚后跟提起，跷起脚尖，立起脚后跟，躯干拉直。
2. 脖子伸长，下巴往上抬，头向上抬起，两眼平视，整体呈"隔墙看戏"状（图①）。

【注意事项】这个动作每次做 3～5 分钟即可，不要时间过长。

□ 十点十分操

【功效】舒缓肩背，支撑脖子的肌肉能得到有效地锻炼。

【操作方法】

1. 身体直立双脚并拢，双臂侧平举如钟"九点一刻"状（图②）。
2. 随后将双臂向斜上方举约五个刻度，即如钟"十点十分"状，反复多次（图③）。

【注意事项】每个动作坚持 10～30 秒。

□ 头手对抗

【功效】能促进颈后的血液循环，对颈椎有非常好的保健作用。

【操作方法】

1. 挺身站立，将双手交叉置于脑后，保持双眼平视前方。
2. 然后双手向前用力，同时头向后方用力，坚持一会儿后放松一下，反复多次（图④）。

【注意事项】要均匀地用力。

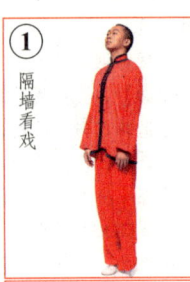

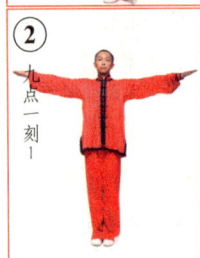

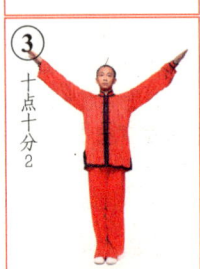

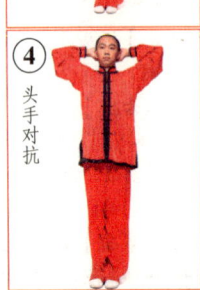

① 隔墙看戏

② 九点一刻

③ 十点十分

④ 头手对抗

□旱地划船

【功效】能有效解除后背疼痛。

【操作方法】

1. 身体直立,双脚分开与肩同宽,双臂向前平举,手半握拳,手心向下。上体向前倾,挺胸塌腰,抬头向前看(图⑤)。
2. 假设两手握住船桨,两手向后划(图⑥)。

【注意事项】这个动作看似简单,但真正的技术要领,是在两手划来的时候,后背肌肉要使劲,向前伸时放松,向后划时用力。

旱地划船1

旱地划船2

□大雁展翅

【功效】可以在一定程度上伸展脊柱。

【操作方法】

1. 身体直立,左脚向前迈出一步,重心开始移到左腿,右腿伸直,同时抬头挺胸,双臂向后摆,背部呈反弓状如同大雁飞翔(图⑦)。
2. 也可以一手扶住桌边,如右手扶桌左腿向后摆,左臂伸直向身体前上方,抬头挺胸背部呈反弓状(图⑧)。
3. 整个脊柱都参与运动,身体前倾,左腿伸直,右腿向后伸展,脚尖点地,膝盖绷直,双臂后展呈反弓状,头部向上抬起,该动作保持30秒(图⑨)。

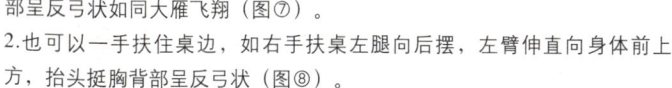

【注意事项】每个步骤都要注意用力不宜过大。

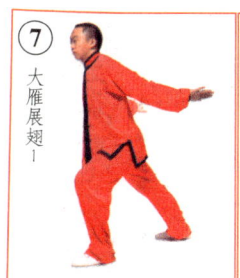

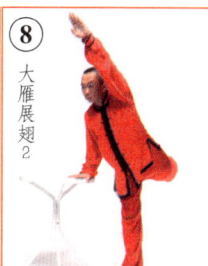

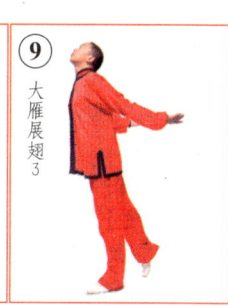

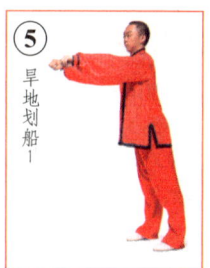

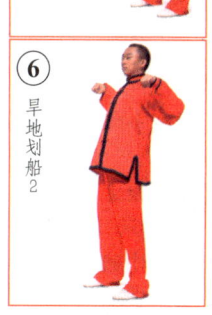

大雁展翅1

大雁展翅2

大雁展翅3

缓解便秘小动作

腹泻和便秘都是我们日常生活中经常遇到的疾病,提到腹泻和便秘,从中医的角度来说,人们立即就能想到足阳明胃经上的天枢穴,虽然这个穴位对治疗便秘效果颇佳,但毕竟位于腹部,不能不分场合地进行按摩。当然,这并不是要求人们在便秘的时候就不采取任何措施,任它发展下去。生活中有一些简单实用的小动作可以帮助你缓解便秘之苦。

□ 温按天枢

【功效】刺激胃肠蠕动,加快粪便排泄速度,缓解便秘症状。

【操作方法】

1.卯时起床,喝一杯热水,站立,两脚分开与肩同宽,两手掌心相对搓擦至有热感为止(图①)。

2.将搓热的双手置于腹部天枢穴所在之处,并摩擦肚脐两侧的天枢穴(图②)。

【注意事项】以天枢穴处产生温热感为宜,反复进行此动作,注意摩擦力度,以不伤害皮肤为度。

□ 圈摩肠腹

【功效】调理纵行诸经,使肠腑得到柔和的按摩,从而改善便秘问题。

【操作方法】

1.卯时及时起床,喝一杯热水,取站立位,拇指、食指轻轻对捏,两脚分开与肩同宽,双膝微曲(图③)。

2.用髋部缓慢地画平圆(图④)。

【注意事项】大肠的主要作用是帮助人体将废物排出,而卯时是大肠经当令,即调理大肠的最佳时机,此时进行此项运动,缓解便秘的效果更佳。

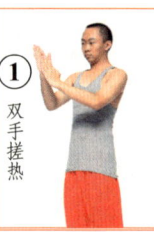

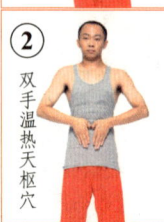

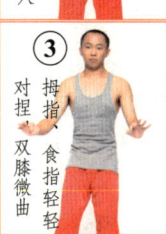

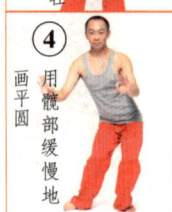

① 双手搓热

② 双手温热天枢穴

③ 拇指对捏 食指轻 双膝微曲

④ 用髋部缓慢地画平圆